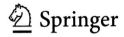

流行病学的经济学

[美] 特洛伊·塔西耶（Troy Tassier） 著

李志刚 等 译

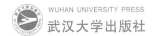

WUHAN UNIVERSITY PRESS
武汉大学出版社

图书在版编目(CIP)数据

流行病学的经济学/(美)特洛伊·塔西耶著;李志刚等译.—武汉:
武汉大学出版社,2024.3
ISBN 978-7-307-23738-4

Ⅰ.流… Ⅱ.①特… ②李… Ⅲ.流行病学—卫生经济学 Ⅳ.R181

中国国家版本馆 CIP 数据核字(2023)第 075051 号

责任编辑:张 欣 责任校对:鄢春梅 版式设计:马 佳

出版发行:**武汉大学出版社** (430072 武昌 珞珈山)
(电子邮箱:cbs22@ whu.edu.cn 网址:www.wdp.com.cn)
印刷:武汉邮科印务有限公司
开本:720×1000 1/16 印张:6 字数:97 千字 插页:1
版次:2024 年 3 月第 1 版 2024 年 3 月第 1 次印刷
ISBN 978-7-307-23738-4 定价:58.00 元

前　　言

　　传染病的传播既是一个社会过程，也是一个生物学过程，是传染病与我们的生理机能共同作用的结果。传染病的传播也受到许多社会因素的影响，如人与人之间面对面的互动、人们对疫苗和卫生所作出的行为决策等。在本书中，我将从经济学这门社会科学的角度对流行病学作简要介绍。

　　人的选择是经济学研究的基础。人们会选择把钱用于买冰淇淋、买新鞋或是存起来。当然，一个人只能花掉其收入、储蓄或借贷中所拥有的财富。经济学家主要关注的就是人们所作出的选择与其所面临的现实约束之间的关系。例如，如果我有 100 美元，我该如何使用它？经济学家所研究的不仅是货币决策这一种选择，各种选择在日常生活中无处不在，例如：我们是参加聚会还是待在家里，是搭乘公共交通工具还是开私家车去上班，是每年注射一次流感疫苗还是不注射。以上每个决定都是一种受约束的选择，取决于诸多因素，例如我们的朋友是否邀请我们参加聚会，我们是否有足够的钱买车，我们是否有足够的时间接种疫苗。无论是从个人还是从群体的角度看，上述的每个决定都将对传染病的传播产生影响。如果我们选择参加聚会或乘坐公共交通工具，我们就会置身于感染传染病的危险之中。此外，倘若我们被感染，人群中的其他人受感染的可能性也随之增大。假设我在周六晚上的聚会上感冒了，因为我的缘故，周一早上我的同事们就可能要与病毒产生接触。经济学家将这种相互依赖关系称为"外部性"（externality）。由此一来，我的选择（参加聚会）对没有参与我所选择的活动的人群就产生了影响。类似地，诸如每年接种流感疫苗之类的决定所保护的不仅是我自己，由于我在接种疫苗后不会感染他人（假设疫苗有效），此举在一定程度上也保护了我所接触的人群。此外，我们所做的选择和这些选择的后果，也取决于与我们发生互动的人。倘若我身边的人对传染病问题普遍作出相对冒险的决定，我对传染病的谨慎态度就可能受到影响。因此，我们生活在一个由个人决策、激励和风险所组成的相互联系的网络中。这正是经济学家们所关注的问题。在这本书中，我尝试用经济模型来更好地描述和解释传染病的传播机制，以及个人和政策制定者应如何对传染病传播作出响应。

在本书中，我将给出一个适用于流行病学基本现象的经济学上的解释。本书的目标，是为医疗专业人员、社会科学家和公共卫生官员(以及这三个领域及其相关专业的学生们)等群体就传染病传播问题的分析提供参考。为此，我在书中对上述三个领域的一些基本要素作了简要介绍，将其作为本书论述的铺垫。如果我的这些打算取得成功，我也期望能够以此帮助经济学家们了解流行病学的基本知识，也希望能够帮助公共卫生和医疗领域的专业人士学到一些可以应用到所在领域的经济学知识。

本书的内容安排如下：首先，我提出了最简单的流行病学模型的基本结构，同时也为具有社会科学背景的读者们介绍了一些流行病学的核心概念。在此基础上，我用这些核心概念描述了传染病的传播和扩散是如何产生经济外部性的。其次，我从外部性的角度出发，探讨了经济学家是如何看待用来阻止或减缓流行病蔓延的公共卫生干预措施的。再次，我介绍了流行病的相关事实及其复杂性。如上所述，当下我们所关注的许多传染病能够在人与人之间传播，要了解传染病的传播机制，就必须先把握人与人之间的互动结构。为此，我引入了社会网络分析的相关概念，讨论如何使用该领域的常用分析方法对流行病的传播作出更好的解释。最后，作为一名经济学家，我将在论述中再次引入个人选择这一关键要素，并强调战略决策也是一个重要因素。在我们做决定的过程中，我们会同时考虑个人及他人因素，例如，决策者往往会诱导个人作出有益于社会的决定(如为疫苗提供补贴)；我们也会自发作出影响双方(自己与他人)身心健康的决定，例如，倘若你最亲密的朋友接种了某种传染病疫苗，此时你的社交圈中就减少了一个能感染你的人。作为结果，你接种疫苗的积极性可能会降低。以上两个例子表明，公共卫生决策和个人卫生决策可能都会受到战略层面因素的影响。因此，我在本书最后一部分对博弈论也作了简要论述。

还有，我想阐述撰写本书的目的。引发我对流行病学与经济学交叉领域的研究兴趣的原因主要有两个方面。首先，当我在密歇根大学复杂系统研究中心做博士后时，同事们的研究工作激发了我对该领域的兴趣。尤其是马克·纽曼（Mark Newman）、卡尔·西蒙（Carl Simon）和克里斯·沃伦（Chris Warren），他们对社交网络、经济学和流行病学的交叉领域的浓厚兴趣使我深受启发。此外，我的导师斯科特·佩奇（Scott Page）给予了我研究各种课题的自由，也给予了我源源不断的鼓励和指导。其次是菲尔·波尔格林（Phil Polgreen）和阿尔贝托·塞格雷（Alberto Segre），他们带我进入爱荷华大学的计算流行病学研究小组，让我能够接触到异常丰富的数据源。过去十年的每个秋季，亨利·施沃尔本伯格（Henry Schwalbenberg）让我为福特汉姆大学（Fordham University）的国际政治经济与发展项目（International Political Economy and Development program）专业的优等生班级授课，本书正是由这门课程的内容发展而来。

　　福特汉姆大学当局以及我所就职的经济学系都对我的研究给予了莫大的支持，慷慨提供了可观的研究经费，让我得以完成本书初稿。非常感谢施普林格（Springer）的芭芭拉·费斯（Barbara Fess）对本项目的支持和鼓励。最后，由衷地感谢玛丽·贝思（Mary Beth）、凯瑟琳（Katherine）和尼古拉斯（Nicholas），感谢你们的爱和支持，感谢你们给我带来的无尽喜悦和幸福。

目　　录

第一部分　流行病建模

第二部分　经济学与流行病学的结合

第三部分　社会互动导论

第四部分　战略决策

第一部分　流行病建模

第一章 流行病建模导论

首先，本书将对流行病理论模型所蕴含的基本思想进行介绍。简单来说，在构建传染病传播模型前，必须先界定一系列个体可能所处的类别或状态，这些类别和状态对于描述流行病的传播过程至关重要，这些状态包括个体是否已经感染了某种特定疾病，或者可能容易感染某种疾病，抑或他们已经接种了疫苗进而免疫。一旦确定了类别，就可以根据个体的状态特征，将实验组中的所有个体划分至相应类别中。分析流行病的传播过程，关键在于研究个体在不同状态间的身份转变。诸多个体可能经历从感染(具有传染性)到康复(或是经历"易感→接种疫苗→免疫感染")等一系列过程。那么，如何描述个体在流行病不同状态中转换的时间节点，如何计算不同状态下个体的数量规模？若想回答这些问题，就需要计算个体在相应状态下发生转换的概率(感染、康复、死亡等)。首先，选取通用参数(α 和 κ)抽象地表示这些状态之间的转换率。经过大量重复实验之后，可以运用统计学来估算这些转换率，或参考基础生理学知识来拟定这些转换率值。随着个体状态不断转换，就会改变相应类别的数量规模。一旦明确了建模过程，就可列出方程和模型进行参数表达，并得到系统精确的结果。

在进行大胆的假设推理前，需要明确的是所有模型都不可避免地存在误差。比如，个体自身的免疫系统存在差别，使其或多或少存在感染某种特定传染病的可能。模型的重点不在于精细地刻画每个细节，而是帮助我们整理思路，理顺假设的逻辑关系。模型优劣并不对应于模型的简易程度，关键在于模型是否能实现准确的模拟。一种模型在某种情况的使用下可能优于另一种模型，但在另一种情况却未必如此，关键取决于我们所关注的具体问题。可以将模型构建与汽车检测做下类比：一款汽车的内部可能拥有错综复杂的零件，另一辆车的内部则空空如也，仅有一个车身。那么，第一个模型就适用于汽车人体工程学检测；而第二个模型则适用于空气动力学检测。很明显，我们所关注的问题类型决定了构建的模型类型。本书将构建一些简单模型，同时结合经济学理论来描述流行病的基本特性，而后深入完善这些基础模型并进一步详细论证。接下来，我们开始正式介绍基础模型的构建过程。

在为一个特定的系统构建模型前，首先要完成分类模型，这常被称为"盒子模型"——也就是根据染病（流行病）阶段将宿主群体划分到不同类别的盒子里，其常见的类型包括：

（1）易感者（Susceptible）：这些宿主（本书所关注的个体）容易受到感染。

（2）感染者（Infected）：这些宿主已经感染了所关注的流行病。

（3）传染者（Infective）：具备传染性的感染者。值得注意的是，某些已感染的宿主可能不具有感染性。这种情况通常发生在宿主被感染初期，在该阶段宿主自身感染性还不足以传染其他个体。同时，也存在某些无症状感染者，他们虽已被感染而且有传染性，但因自身身体状况无异常（没有症状），也容易忽视的其自身状况。

上述三种状态在所有流行病模型中都存在。此外，还可以划分出如下类别的一些群体：

（1）康复者或移出者（Recovered or Removed）：这些宿主已经获得了对疾病的免疫力，或已被隔离，或接种了疫苗，或因其他原因不会被感染。当然，这也包括死亡并被移出的个体。

（2）暴露者或潜伏者（Exposed or Latent）：这些宿主已被感染，但处于潜伏期，不具备传染性。

本书将这些类别中所含的个体数称为系统的状态变量。个体在特定模型所处的状态取决于特定疾病的作用方式，例如：疾病是否存在潜伏期？感染者能否康复？或者，一旦康复后，能否免疫该病毒？还是会被二次感染？

可以图示化的列出分类模型，例如：

$$S \rightarrow I \rightarrow R$$

或，

$$S \leftrightarrow I$$

在第一个例子中，属于易感者（S）类的个体可以先转变为感染者（I），再转变为康复者(R)。一旦个体经历了上述的转变过程,就不会再回到易感者类,也不会再次被感染。在第二个例子中,个体可以从 S 到 I,再返回到 S。这表明感染过这种流行病的康复者可以再次回到易感者类别,进而被二次感染。

按照惯例,用首字母缩写来指代这些模型。一些常见的表达方式包括:

(1)SI 也称为"简单流行病",是一种宿主无法康复的流行病;

(2)SIS 是一种宿主能够康复但会被再次感染的流行病(如淋病);

(3)SIR 是一种宿主能够康复并获得免疫力(如麻疹、流感)的流行病;

(4)SEIR 是一种有潜伏期的流行病。

某些特定疾病也许会涉及几种不同类型的模型,例如艾滋病毒常被划分为 SIR 型流行病。个体会从起初的病毒携带者转变为感染者,直至死亡(死于艾滋病或其他)。但是,考虑到潜伏期的长短,艾滋病有时也被列入 SI 型流行病,其研究周期(可能是一年)相对于个体感染艾滋病毒的寿命(可能是几十年)而言是非常短的。

接着研究个体在不同状态间的转变:个体如何从一个类别转换到另一个类别? 例如:

(1)先天(出生时被感染或者母体感染);

(2)迁徙(类似于先天,可能发生在上述任何一种状态下,取决于疾病的属性特征);

(3)"自然"死亡(与疾病无关的,可能发生在任一中间过程);

(4)疾病导致的死亡(个体此刻处于 I 环节);

(5)感染(从 S 到 I 的过程,通常是与另一宿主接触感染的结果);

(6)康复(从 I 回归 R)。

生成的模型如下所示:

$$\xrightarrow{birth} S \xrightarrow{infection} I \xrightarrow{recovery, \ death} R$$

该过程可细化分析为:个人感染、死亡的速度有多快? 这些转换率大小取决于不同类别的宿主的数量和分布密度吗? 为方便追踪记录每个类别的个体数值,按照惯例,采用大写字母标识每个过程的个体数目的形式,例如,在一个简单的 SI 传染病模型中,S 为实验样本中易感人群的数目,I 为感染人群的数目。具体如下:

（1）新生儿伴随相对恒定的感染率呱呱坠地，其传染源可能只来自易感人群，也有可能同时来自易感宿主和感染宿主。在后一种情况下，新生儿数量是出生率 b 乘以人口中易感和感染个体的数量之和，即 $b(S + I)$；

（2）自然死亡率 d 在每一环节以恒定的人均比率发生：dS，dI；

（3）疾病致死率以恒定的人均比率发生：aI；

（4）设 S 和 I 成正比，我们对待实验样本和对待研究的气体分子一样，通常先预设一个理想化的预估值。如果易感群体人数或感染群体人数增加一倍，总感染率就会扩大一倍（两者兼有之，则扩大四倍）：$g(S/N)I$。基于此，设人群中感染者为 I 人。如果感染者与易感者接触，该易感者就会被感染。若所有感染者与剩余人群接触，这些正常人中将有部分转变为易感者，甚者将转变为感染者。假定感染者不会因二次感染加剧病情，则传染病传播的唯一途径发生在感染者与易感人群接触期间。故需归一化参数 g（实验中人均接触比例）值为 S/N，其中，N 是实验样本总量。

疾病的传播是一个动态过程，需要记录状态变量随时间所发生的变化。下标 t 表示时间段 t。如，变量 S_t 表示时间段 t 内的易感个体数量。

基于前面的假设，列出一组描述模型的方程式，如下所示：

$$S_{t+1} = S_t + b(S_t + I_t) - dS_t - g(S_t/N_t)I_t \tag{1.1}$$

$$I_{t+1} = I_t + g(S_t/N_t)I_t - dI_t - aI_t \tag{1.2}$$

对于熟悉计量经济学或统计学的读者，可以将这些方程整理成普通最小二乘法（OLS）来估计模型参数的形式：

$$S_{t+1} = (1 + b - d)S_t + bI_t - g(S_t/N_t)I_t \tag{1.3}$$

$$I_{t+1} = (1 - d - a)I_t + g(S_t/N_t)I_t \tag{1.4}$$

给定一组关于感染人群和样本总体的时间序列数据，可以通过结合以下回归方程的形式来计算模型每个参数的近似值：

$$S_{t+1} = \beta_1 S_t + \beta_2 I_t - \beta_3 I_t S_t/N_t \tag{1.5}$$

$$I_{t+1} = \beta_4 I_t + \beta_5 I_t S_t/N_t \tag{1.6}$$

方程 1.3：方程中 I_t 的系数即为 b 的近似值。当求得 b 的值，用同样的方法可得知 S_t 系数即为 d 的近似值，继而可依次推出剩余参数。

方程 1.4：因为已知 N_t（S_t 和 I_t 的和），通过涉及 $I_t S_t$ 的方程的系数，可算得

g 的值。该模型可用于计算该流行病传播的所有关键参数。

在这些初步想法基础上，后文将继续讨论其他类型的流行病模型及其相关属性与特征。

第二章　简单流行病和 SIS 模型

一、引　　言

本章将分析一些流行病的常规模型。为便于后续分析，下文所有模型都进行了一些简化处理。在本章末尾及后续章节会进一步完善相关模型(以使之更符合实际情况)。基于一些基本的理论框架，我们的简化处理不会造成这些模型无法成立或失去价值，它们也可以模拟其他假设的状况。大体上，常规模型也可以展现很多流行病传播的动态过程。同时，这些初级模型中所使用的理念也适用于那些复杂模型。

本章主要有两个目标：一是向读者介绍 SI 模型，也就是所谓"简单流行病"。本书将用该模型来介绍流行病阈值的概念，即流行病在人群中爆发的"拐点"。二是介绍一般情况下的 SIS 模型框架，并讨论传染数和传染病稳态等相关概念。

二、第一个模型：简单传染病模型

我们从最简单的流行病动态模型开始阐述，即 SI 模型。为监测人群中感染者的个体数量，采用变量 t 表示时间过程，用 N_t 表示 t 时间段人口的总数。该模型含有两个状态类别，易感者以 S 表示，感染者(具有传染性的)以 I 表示。在 t 时间段中被感染的人数用 I_t 表示，在 t 时间段中的易感人数用 S_t 表示。那么，$I_t + S_t = N_t$。假设对于某种疾病，个体会从易感者转向感染者，个体一旦被感染，将永远无法康复并被永远标记为相应的类别。因此，从个体的角度来看，疾病的发展就是易感-感染，即 SI。

假设在整个 t 时间段中 $N_t = N$，即人口总规模不变，并假设实验样本个体不变(属于同一批人)。值得注意的是，这是两个不一样的假设。前者的 N_t 是常数，但整体处于动态平衡，好比人口统计中的出生率和死亡率持平。就实际情况而言，人口总规模一般会保持不变，但部分个体状态会随着疫情发展而有所变化。我们暂且忽略人口的微小变化，假设人口一直不变。

当有易感者与感染者接触时，该个体即变为感染者。这里"接触"的定义因疾病而异：有时疾病是通过性行为或血液传播的，如艾滋病；有时传染发生在飞沫传播过程，个体只要靠近某个感染者，吸入含有病菌的空气即被感染，如SARS 或流感。但是，也不排除即使与感染者接触也不会被感染的情况，例如，只有一小部分感染者和易感者之间的性行为会导致艾滋病传染。易感者和感染者间的接触行为所导致的前者被感染概率，用 α 表示。

首先，假设在建模之初已有 I_0 个感染者。深处疫情，大众最关心的是该流行病将如何传播，迫切需要掌握下一时段的感染者数目。换言之，我们想明确 I_1，I_2 的具体数值，以此类推并预估疫情走向。

观察一个周期(0 到 1 阶段)，发现起始阶段 0 的感染者数目为 I_0，将其称为系统在 0 时刻的初始状态。新增感染者通以与人群中感染者接触的方式被感染。假定一个感染者在可传染期间平均接触人数(非感染者) γ，故新增感染数可能为 $I_0\gamma$，但并非所有接触行为都会导致感染。在此基础上，假设只有概率为 α 的接触行为会引发感染。综上所述，每个感染者在可传染期间的平均感染人数为 $\gamma\alpha$。列出描述该状态的方程如下：

$$I_1 = I_0 + \gamma\alpha I_0 = (1 + \gamma\alpha)I_0 \qquad (2.1)$$

t_2 时刻的方程为：

$$I_2 = I_1 + \gamma\alpha I_1 \qquad (2.2)$$

事实上，这是同一方程的不同形式，将方程 2.1 代入方程 2.2，可得：

$$I_2 = (1 + \gamma\alpha)I_0 + \gamma\alpha(1 + \gamma\alpha)I_0 = (1 + \gamma\alpha)^2 I_0 \qquad (2.3)$$

同理，可以列出 I_3 及其后继方程。一般表达式为：

$$I_t = (1 + \gamma\alpha)^t I_0 \qquad (2.4)$$

得到 t 时刻感染的总人数为：接触人数与感染率的乘积与 1 的和的 t 次方乘以初始感染人数。

需注意的是，只要 α 和 γ 同时大于 0，流行病将持续扩散，直至所有人被感染。

那么，SI 模型最终会走向所有人均被感染的结果。

稍微调整一下模型：在上述 SI 模型中，个体一旦感染将永远处于感染状态，全程只发生 S 到 I 状态间的转换。我们重新假设感染者在经历一段时间后，可以再次转化为易感者。无疑这是该模型的一个新的状态类型，个体可由易感者变为感染者且可以再次转化成易感者。基于新的假设，该模型方程一般表达形式变为：

$$I_{t+1} = I_t + \gamma\alpha I_t - I_t \qquad (2.5)$$

故 t_1 时刻的感染者数 I_1：

$$I_1 = I_0 + \gamma\alpha I_0 - I_0 = \gamma\alpha I_0 \qquad (2.6)$$

相应的，t_2 时刻的感染者数：

$$I_2 = \gamma\alpha I_1 = (\gamma\alpha)^2 I_0 \qquad (2.7)$$

总结，可得

$$I_{t+1} = (\gamma\alpha)^t I_0 \qquad (2.8)$$

观察以上方程，可以发现很多有趣现象。例如，用疫情发展阶段中的 t 分析流行病传播过程。假定初始阶段感染者数为 1，且 γ 为 5，α 为 0.1，当 t 发展到 1000 时，人群中感染比例会是偏大还是偏小呢？

注意此处 $\alpha\gamma = 0.5$，预计截至第 1000 期感染总数为 0.5^{1000}。我们可以借助计算器进行一下计算，不过这个数字非常小，近乎为 0。若将 α 取值为 0.3，结果为 1.5^{1000}，这会是一个十分巨大的数字。试问，若 α 为 0.2，又将发生什么情况呢？答案是 $1^{1000} = 1$。最后，假定 $I_0 = 1000000$，$\alpha = 0.19$，在第 1000 期时可算出 $(0.19 \times 5)^{1000} \times 1000000 = 0.95^{1000} \times 1000000$，结果依旧近乎为 0。

显然，如果 $\alpha\gamma < 1$，感染数将会骤降为 0；疫情会很快结束。反之，如果 $\alpha\gamma > 1$，感染数会持续陡增，疫情将持续大规模爆发。

按照惯例，我们将这个值命名为"流行病阈值（epidemic threshold）"。这个值究竟代表什么呢？其背后又蕴含哪些原理？假定接触数与感染率的乘积小于 1，那就意味着一个感染者在单位可传染期间平均的感染人数不到 1，所以感染总数最终会下降。这种情况类似生物课本中的人口增长模型，如果人均后代减少 1

人，人类将走向灭绝；反之，如果人均后代增加 1 人，人口总量就会扩增。同理，如果 SIS 模型中的人均感染数大于 1，流行病将爆发蔓延，感染越来越多的人。因此，遏制疾病传播最重要的一环，就是要把"流行病阈值"控制在临界点以下。

尽管本节的模型存在一些缺陷(在后续章节中将予以修正)，毋庸置疑的是，该模型是具有重要研究价值的：通过观察模型方程中的个别参数，能够预估流行病传播的大致情况。

对于政府和管理部门而言，若能通过积极干预措施改变模型中的参数，就能有效控制流行病的传播蔓延。例如，通过遏制感染者和易感者接触，可以使得感染者传播能力处于流行病阈值之下，即可终止疫情。但是，如果疫情恰好位于流行病阈值临界点，则不必大动干戈也能幸运地摆脱疫情。假设感染者人均接触 11 个易感者，感染率为 0.10，其结果位于流行病阈值之上，流行病将很快蔓延开来。经历 100 个传染周期后，将有近 14000 位个体被感染。但是，如果能够将接触人数控制在 1 到 10 之间，流行病感染数将逐渐收敛并趋于稳定。就算仅将人均接触数降至 9，这种流行病也会很快消失(长期来看，如果第 100 传染期接触数减少到 9，则第 50 传染期感染数将减少到 100 以下；而到第 190 期时感染人数将小于 1)。值得深思的是：即使是十分严重的流行病，也是可以悬崖勒马加以防控，乃至予以根除的；另一方面，即使是一个小小的错误决断，也可能会推波助澜，以至引发公共卫生事件的持续发酵。

三、优化的 SIS 模型

上一节为阐明一些关键概念，尽可能地简化了 SIS 模型。我们的基本思路是：先用差分方程模拟传染病的传播过程，再关注一些关键参数(它们适用于全书)。本节将着力优化 SIS 模型结构，使其不失一般性，且能适用于官方和学术研究领域。

在上一小节的最终模型中，假设接触行为仅发生在感染者与易感者(或是未感染者)之间。但是，更加符合实际的情况是：接触数为人群中易感者数量的相关函数。同时，设定感染者最终都会康复回归易感者。这个恢复阶段的真实时间往往比较漫长(以周或月为单位计算),若用天作为单位时间,容易有失偏颇。为了还原真实情况,本节假定感染者转化为易感者是一个多阶段过程。

可以通过以下步骤模拟该过程。首先,添加两个新状态变量参数,用于标定易感和感染的总人口的百分比。定义 $i_t = I_t / N_t$,表示目前感染人口的百分比,定义 $s_t = S_t / N_t$,表示当前人口中易感人口的百分比。同时,引入参数 κ 来表示每个阶段感染者康复概率。

那么,如果恢复期是 3,则 $\kappa = 1/3$,意味着平均每阶段应有三分之一感染者康复。①

列出方程组,描述完整的 SIS 传染病模型:

$$I_{t+1} = I_t - \kappa I_t + \alpha \gamma s_t I_t \tag{2.9}$$
$$S_{t+1} = S_t + \kappa I_t - \alpha \gamma s_t I_t \tag{2.10}$$

在每个传染周期,都将有 κI_t 的感染者康复,切换感染状态并重新回归易感类别,与此同时,$\alpha \gamma s_t I_t$ 的易感者变为感染者。要特别指出的是,在人口总数不变的情况下,感染组的人口变化总是等于易感组的人口变化。

此时,$S_t + I_t = S_{t+1} + I_{t+1} = N$。

同理,根据比例关系,得出以下方程:

$$i_{t+1} = i_t - \kappa i_t - \alpha \gamma s_t i_t \tag{2.11}$$
$$s_{t+1} = s_t - \kappa i_t - \alpha \gamma s_t i_t \tag{2.12}$$

通过改写的方程,可以很容易理解 SIS 模型,进而更加理解流行病阈值的内涵。试问:什么时候感染者数目会增加?显而易见,仅仅通过观察方程就可以得到答案。如果进入感染状态的人多于脱离该状态的人数,就意味着感染者数量的增加。如果情况相反(感染状态的人越来越少),感染者数量就将减少。总之,流行病阈值将由 κi_t 和 $\alpha \gamma s_t i_t$ 之间的大小关系决定。

如果 $\kappa > \alpha \gamma s_t$,表示脱离传染状态的人数多于同期新增感染的人数,表明疫情得到控制。如果 $\kappa < \alpha \gamma s_t$,则表示转入感染状态的人数多于痊愈的人,表明疫情正在蔓延。该不等式另可改写为 $\dfrac{\alpha \gamma s_t}{\kappa}$,也可表示 SIS 模型的流行病阈值。如果

---

① 这听起来很牵强,因为每个阶段感染者不同,每阶段也会有不同数目的感染者康复。但稍后本书将说明,如果模型达到稳态,该假设同样成立。

该分数大于1，感染个体增加（相当于每个感染个体感染超过一个易感个体）。如果小于1，则感染个体减少（相当于每个感染个体感染不超过一个人）。

与流行病阈值密切相关的是"传染数"的概念。通过以上分析，观察预估一个感染者平均每期感染数为 $\frac{\alpha\gamma s_t}{\kappa}$，这个数值对于预判流行病发展趋势非常关键。如果传染数不超过1，则疫情就不可能大范围爆发。在疫情初期，大多数人都处于易感状态，也就是当 s_t 接近于1时，更需要关注这个数值。在这种情况下，$\frac{\alpha\gamma s_t}{\kappa} \approx \frac{\alpha\gamma}{\kappa}$。流行病学专家将其命名为"基本传染数"，通常写作 $R_0 = \frac{\alpha\gamma}{\kappa}$。

进入疫情发展中期之后，模型的变化在于计算流行病阈值的方程中新增了一个系统状态变量 s_t。在 $\frac{\alpha\gamma s_t}{\kappa} > 1$ 时，疫情就会扩散，易感者的数量会减少，在下一传染周期该比例随之变小。如果 $\frac{\alpha\gamma s_t}{\kappa} < 1$，则疫情开始消退，易感者的数目开始上升，易感人数比例在下一传染周期会更大。从经济学角度看，整个模型似乎正在朝着某种平衡推进。在实际情况中，常常能发现若系统存在较多感染者却缺乏一定数量的易感者，疫情就会出现缓解；反之，系统中感染者较少但存在大量的易感者时，疫情将极速爆发。可寄生的宿主数量（易感个体数量）造成了SIS模型中的负反馈。

疫情传播趋于平衡会是一种什么情况？答案是易感者和感染者的数量达到稳定状态；两者的数量在人口中保持恒比。如果 $\frac{\alpha\gamma s_t}{\kappa} = 1$ 就会发生这种情况，化简式子得到 $s_t = \frac{\kappa}{\alpha\gamma}$，代表整个系统中 s_t 和 i_t 随着时间改变会始终保持不变。

四、稳 定 状 态

假设前提不变，分析SIS模型的稳态情况可以帮助我们全面了解流行病的传播趋势。从经济学角度看，稳定状态的系统处于一种均衡模式；在该状态下，系统不会发生变化。在模型中，可以把稳态理解为此时变量 I_t 和 S_t 随时间不再发生改变：他们是恒定不变的常量。系统稳态阈值，意味着 t 时刻的临界点满足方程组，$I_t = I_{t+1}$。解法一，先去掉方程式中的时间下标，再求解 s 和 i。因此，需求解 $S_t = S_{t+1}$，根据下列方程组：

$$i = i - \kappa i + \alpha \gamma si \qquad\qquad (2.13)$$

$$s = s + \kappa i - \alpha \gamma si \qquad\qquad (2.14)$$

为了求解上述方程，改写方程式 2.13 为：

$$\kappa i = \alpha \gamma si \qquad\qquad (2.15)$$

表示为：

$$\bar{s} = \frac{\kappa}{\alpha \gamma} \qquad\qquad (2.16)$$

这是稳态下易感者的比例。这与上文基于对流行病的直观理解所得到的方程式是一样的。此外，已知 $s_t + i_t = 1$，得出稳态中感染者比例是 $i_t = 1 - s_t$，也可以写成：

$$\bar{i} = 1 - \frac{\kappa}{\alpha \gamma} \qquad\qquad (2.17)$$

值得注意的是这两组方程所具有的相似性。易感者的数量将随感染者接触数或者感染概率的增加而下降（同时感染个体数量增加）。随着康复时间的增长（对应 κ 变小），易感个体数量减少（感染人数增加）。

接下来，本书将介绍一些简单的例子，以便于观察参数的变化将如何影响结果，并核查对人群中易感和感染个体的稳态值的分析预测是否正确。

五、计 算 实 现

使用简单模型和差分方程（而不是微分方程）的优点之一是，这有利于将模型合并到简单的电子表格程序（如 Excel）中。只需将上述方程式输入电子表格，并插入一些关键参数，就能直接查看模型的结果。本小节将对这些结果进行图视化。不难发现，α、γ 在上述所有方程中均是以乘积 $\alpha\gamma$ 的形式出现。为了方便起见，将这两项合并为一个新参数 β。首先假设 $\kappa = 0.5$，$\beta = 0.8$（如图 2.1 所示）。

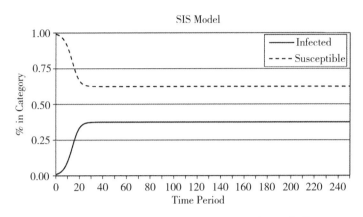

图 2.1　当 $\kappa = 0.5$，$\beta = 0.8$ 时 SIS 流行病的一般模型

这表示，每个感染者平均可通过两期康复治疗痊愈(可把一期时长拟作是一天)。与此同时，感染者在可传染期中平均接触数为 0.8。因为流行病通常是由一定数量的感染者引发，所以也需指定感染人群的初始比例，设该值为 $i_0 = 0.01$。

从图 2.1 中可以看到，人口中被感染个体的比例迅速增加，达到总人口的 37.5%。这恰好是预期的稳态水平 $1 - \dfrac{\kappa}{\beta} = 1 - \dfrac{0.5}{0.8} = 3/8$ 个感染个体。值得注意的是，此水平与 0 期中感染个体所占比例无关。仅由模型的感染和康复参数就可以确定稳定状态。

接下来考察参数大小如何影响稳态水平。假如将模型中的康复率 κ 提高到 0.6，感染者比例下降到总人口的 1/4。若将 κ 进一步扩大为 0.7，稳态峰值点也会随之下降。因此，只需将 κ 值升至够高，低于流行病阈值，此时感染个体的稳态水平下降到 0，这种疾病就不复存在了。这恰好发生在 $\dfrac{\kappa}{\beta} = 1$ 或 $\kappa \geqslant \beta$ 的时间节点。因此，模型的稳态仅取决于 β 和 κ 之间的比率。

同样，可以通过改变 β 来增加或减小稳态下感染者比例。当 $\kappa = 0.5$，$\beta = 1$，稳态下人群中感染者比例上升到 50%。或者，将 β 降低到 0.5 或更小水平，位于流行病阈值之下，流行病很快将消失。

SIS 模型颇为简单，主要发生以下两种情况之一：系统超过流行病阈值，并收敛于稳定状态；或者，系统低于流行病阈值，人口中不再有感染者，并且系统保持稳定状态。下一章将介绍 SIR 模型更复杂的情况。

第三章　SIR

一、引　　言

上一章探讨了个体在"易感→感染→康复→易感"的过程中，状态不断转换的流行病传播模型，也就是标准的 SIS 模型。本章将探讨一种不同于前文的传染病模型，它适用于感染康复后具备该病毒免疫力的流行病，我们称之为 SIR 模型。而且，这类模型还适用于因病去世而被移除实验组的特殊情况。第一种情况包括水痘和普通流感，而后者包括艾滋病毒或鼠疫。为使研究更加直观，我们的推理和论证将聚焦于 SIR 模型的第一种情形，以避免群体数目随时间变化发生波动起伏。在此基础上，在本章末尾还会将该模型推广到人口波动的情形（考虑出生和死亡的情况）。

二、SIR 模 型

如前言所述，本书重点研究流行病的传播过程：易感、感染、康复且对该疾病具有免疫力，且假定个体在三种状态下随机分布。特别值得强调的是，时间因素是非常重要的，因此需要多次统计各个时刻、各种状态下的个体数目。首先，设定如下参数：

S_t：在时间段 t 的人群中易感人群的数量；

I_t：在时间段 t 的人群中感染人群的数量；

R_t：在时间段 t 的人群中康复痊愈人群的数量；

N：实验样本总数。

相应地，将这三个组设定为总人口 N 的比例。

$s_t = S_t/N$（在时间段 t 中易感人群的比例）

$i_t = I_t/N$（在时间段 t 中感染人群的比例）

$r_t = R_t/N$（在时间段 t 中康复痊愈人群的比例）

本书的建模同时使用这两组参数，且实验组个体均属于三个组别之一。因此 $S_t + I_t + R_t = N$，$s_t + i_t + r_t = 1$。

接着考察基于 SIR 模型（易感→感染→康复）的流行病各过程及其变化。

$$S \rightarrow I \rightarrow R$$

当个体与感染者接触时，可能会从易感者转变为感染者，具体的感染方式则取决于流行病类型，如艾滋病的体液传播和一般流感的呼吸传播。假定相同时段感染者人均接触 γ 人，感染率为 α（并非所有接触个体都被感染），平均每个周期的潜在传播次数为 $\alpha\gamma$，并设 $\beta = \alpha\gamma$。β 是既定感染者在每个周期可能传播的平均次数。

假如人群中三种状态的个体随机分布，出现三种接触行为：感染者和易感者的接触会引发新的感染；感染者相互接触无碍；感染者与痊愈者或是免疫者接触无碍。因人群中只有 s_t 的易感人群，在每个阶段感染者发生 βs_t 次新感染行为。同时，所有感染者以一定速度康复（移除/死亡），设康复比例为 κ。

接下来，模拟一下 SIR 过程。假设在 t 时刻，各类别实时数量为 S_t、I_t、R_t。从易感者出发，单位时间 t 内，可观察到易感者因感染平均以 $\beta s_t I_t$ 的数量减少。在 $t+1$ 时刻，可得：

$$S_{t+1} = S_t - \beta s_t I_t \tag{3.1}$$

计算康复者数量的方程同样如此。单位时间 t 内，相应有 κ 比例的感染者康复痊愈转化为新的康复者。因此，在 $t+1$ 时刻，得到：

$$R_{t+1} = R_t + \kappa I_t \tag{3.2}$$

那么，感染者数量的变化就是减少的易感者和增加的康复者之和。

$$I_{t+1} = I_t + \beta s_t I_t - \kappa I_t = I_t(1 + \beta s_t - \kappa) \tag{3.3}$$

类似地，用人口比例改写以上方程，可得

$$s_{t+1} = s_t + \beta s_t i_t \tag{3.4}$$

同理：

$$r_{t+1} = r_t + \kappa i_t \tag{3.5}$$

$$i_{t+1} = i_t(1 + \beta s_t - \kappa) \tag{3.6}$$

最后合并这些方程,得到:$s_{t+1} + i_{t+1} + r_{t+1} = s_t + i_t + r_t = 1$。

三、流行病阈值与稳态

当 $i_{t+1} > i_t$,就是大于流行病阈值的情形,这也可表示为 $s_t\beta > \kappa$。从中可知,只要符合上述条件,当大于流行病阈值时,感染人数就会不断攀升,这与上一小节所探讨的 SIS 模型类似。

但是,与 SIS 模型不同的是,若假定人口数量保持不变,SIR 模型不会出现感染人数稳定不变的情况。为探究其原因,首先假定 i_t 为 0,代入方程 3.6,得到 $I_{t+1} = 0$。这表明,当所处环境最初不存在传染源时,无人会被感染。这一点同样适用于 SIS 模型。流行病的大规模爆发当然需要最初一定比例感染者的存在。但在 SIS 模型中,还存在其他稳态。但是,为何 SIR 模型不存在这种情况呢?若 $i_t > 0$,那么 I_{t+1} 的取值会变大(小)或是仍等于 I_t 呢?答案是可能变大或变小,但绝不相等(特例除外)。

所以,在多数情况下,i_t 的值都是变化的(增大或缩小)。具体属于哪种情况,代入方程 3.6 中 $i_{t+1} = i_t(1 + \beta s_t - \kappa)$ 即可知。设定 $\rho_t = 1 + \beta s_t - \kappa$,其含义是人口数量恒定时 SIR 模型的流行病阈值。当 ρ 大于 1 时,表示 i_t 扩大一定倍数(大于 1 的倍数)才能等于 i_{t+1} 的数值,故 $i_{t+1} > i_t$,这就意味着,超过流行病阈值,人群中感染数目仍会不断上升;若 ρ 小于 1,则表示 i_t 缩小一定比例(小于 1 的正数)方可等于 i_{t+1} 的数值,故 $i_{t+1} < i_t$,这就意味着,当低于流行病阈值时,人群中感染数目将持续降低。显然,以上各类情况中,SIR 模型都不存在稳定状态。

设 $\rho = 1$,此时感染人数不会保持稳定。因为,若 $\rho_t = 1$,则 $i_t = 0$ 或 $\rho_{t+1} < \rho_t$。第一种情况无需赘述,由于不存在有传染性的感染者,故将一直无人感染。情况二较为复杂,回顾 ρ_t 的概念和 $\rho_t = 1 + \beta s_t - \kappa$ 等式,发现其中存在三个常量 $1,\beta,\kappa$ 和一个变量 s_t。再将 s_t 代入方程 3.4,可以发现当 $i_t > 0$ 时,方程将单调递增。因此,若 $i_t > 0$,β 为任意非负常数,ρ_t 会单调递减,与上文 $\rho_t = 1$ 处于稳定状态的假设前提矛盾,因此排除这种情况(始终存在一定比例感染者)。此外,

i_t 负增长或加速递减的情况，也会出现同样结果。综合以上情况，若假定人口数量不变，长期来看的感染人数最终都会归 0，疫情也随之结束。[①]

接着研究 s_t 和 r_t，已知当 $i_t > 0$，s_t 递减。同时，当 i_t 为 0 时，系统将处于稳态。由此可以推出，s_t 达到一个稳定状态且为某个常数（方程 3.4 可证）。同时当 $i_t > 0$，r_t 单调递增，并且当 i_t 为 0 时系统处于稳态。与 s_t 一样，r_t 也将达到某个稳态值。那么，下一步就是计算这些稳态值以及给定一组初始条件下的稳态动态路径。

通过逻辑推理，可以得出以上这些分析结论。当然，运用计算机技术将使整个过程更加简单且便于理解。同时，计算机技术也可以帮助我们进一步拓展对于流行病传播过程的认知。

四、计算分析

为了更好地认识模型的变化过程，本节将用几个简单的图表进行示意。当然，也可以运用更为复杂的编程系统进行精细化分析。但是，对于 SIR 模型而言，仅需简单的操作也能得到所需要的答案。以传染病传播路径为例，假定已知参数 $K = 0.3333$，$\beta = 0.65$。下面，将开始模拟流行病在 760 万人的人口规模中的传播过程（相当于 1968 年"香港流感"爆发时纽约市的人口规模）。首先，假设人群仅有一个感染者，剩余全为易感者（不存在免疫者和疫苗接种者）。发现此时 s_0 的取值大小近乎为 1，故 $s_0 > \kappa$，此时，系统已经超过了流行病阈值，这类疾病很快大规模爆发，具体过程如图 3.1 所示。

如图 3.1 所示，该流行病需要经历长时间的潜伏才会被发现。扩散到第 40 期时，感染人数比例才接近总人口 1%。在此之后，疫情迅速爆发扩散，在第 55 期感染总数达到峰值（拐点），此时人群中大约有 15% 感染者。随后，易感者数量也将逐步减少。在刚好满足 $s_t < \kappa\beta$ 时，位于流行病阈值之下，感染人数开始降低，很快疫情也将结束。截至扩散到第 75 阶段，感染人数比例再次小于 1%。这是大多数 SIR 模型流行病传播的常见情形，如普通流感。

----

① 本章末尾将讨论一个非恒定人口的模型。

可以看到，当感染比例达 15% 时，疫情达到峰值。这种情况低估了模型中流行病传播的规模。为此，我们可以进一步关注人群中康复者的数量。当疫情结束时，有 80% 个体属于康复者，说明人群中有 80% 的个体在某个时期被感染，显然这是一个比较大的数字。一般来说，每年大约 20% 的美国人感染流感。当然，季节性流行病的传播率达到 80% 是比较罕见的。为了更加直观，本书设定传播规模比较大的参数，以此更好地展示 SIR 流行病的传播过程。

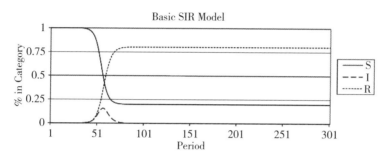

图 3.1　当 β = 0.65，κ = 0.3333 时 SIR 流行病的一般模型

当改变模型的某个参数时，例如，增大 β，流行病的峰值也会随之上升，即感染个体总数也将增加；将 κ 值增大，个体康复速度更快，流行病的峰值随之降低，人群中感染比例也将缩小；当 κ = 0.45 时，流行病的峰值点出现较晚（如图 3.2 所示）。流行病康复率越高，疫情拐点时间越晚，原因在于疫情前期感染人数较少，需花更长时间潜伏传播才会被察觉。

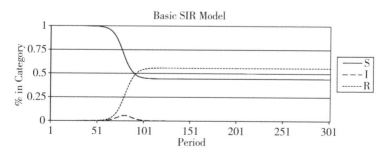

图 3.2　当 β = 0.65，κ = 0.45 时 SIR 流行病的一般模型

个体将通过两种途径离开感染组：一是康复；二是被移除，即死亡。不难发现，对群体而言，缓慢致死的流行病似乎比迅速致死的流行病危害性大得多。因此，迅速致死的黑死病（感染后一周迅速死亡）相比 HIV/AIDS（长期侵蚀个体致死）危害性小得多。当然，这也受当前医学知识、治疗手段，及人类对疾病传播认知等因素的影响。同时，如果某种疾病携带者很快消失，那么这种疾病的存活率本身就不高。所以，对寄生宿主影响越小的病毒存活率越高，繁殖数量也越高。这就会造成多种结果，或许只是单纯让感染者寿命更长，又或许是帮助病毒自身完成繁衍以感染其他个体。

五、群 体 免 疫

在上一节，笔者注意到一个令人惊讶的事实：如果人们在未来死于某种传染病的后果无法扭转，倒不如加速这一进程，以尽快结束疫情。[①] 本节将提出另一个同样令人震惊的结论：并非每个人都需要接种疫苗才能预防流行病。

首先，通过观察 i_t，可以发现人群中易感个体数量在减少。更确切地说，当满足 $1 + \beta s_t - \kappa < 1$ 时，感染者数量将会减少。社会互动构成和人口迁移率（β 和 κ）是影响人口社会结构和此类流行病的参数。作为一名社会科学家，笔者对 κ 值感到无可奈何，它属于医学科研人员所探究的生理机能运作的范畴。然而，社会学家或公共卫生机构官员可以对 β 值有一定的干预或控制，因为它是描述人口活动的函数。例如，可以要求生病的孩子和大人隔离在家里，不要出门上学、工作或逛街，降低其传染别人的可能。或许你还依稀记得学校因流行病爆发而停课放假的"快乐"时光（当然前提是你没有被传染）。同样，也可以通过采取隔离感染者的措施来抑制疫情传播，例如对小范围爆发的天花的隔离。在后面的章节中，本书会具体分析一下社会人口流动结构模型，目的是呈现公共政策对传染病传播的潜在影响。

接下来，让我们做进一步的简单推理。假设医学研究人员成功研发了一种针对该疾病的疫苗，并给某些人群注射了这种疫苗，使其不会再感染这种疾病。那

---

① 这种有违伦理主义的解读绝非有意冒犯。

么，从模型角度看，这本质上意味着当一个人接种疫苗时，直接从易感者切换到康复者，跨越经历感染的阶段。接种疫苗前的发展进程是：易感→感染→康复，接种疫苗后的进程则是：易感→康复。

接种疫苗的价格通常比较昂贵，其中包含生产和管理药剂的直接成本和为公众提供信息的间接成本。尽管如此，我们仍希望能以尽可能低的成本保障公众安全，远离疾病困扰，所以要着重探讨通过小范围个体(远低于总人口规模)接种疫苗即可抑制疫情的方式。具体而言，需要将足够多的个体从易感状态切换到康复状态(或对该流行病免疫)，这样疫情就会自然结束。根据模型可知，接种疫苗规模是需达到一定比例的，即满足 $1 + \beta s_0 - \kappa < 1$。换句话说，系统需要将传染数降至小于1。更为直观的表达是，需要接种疫苗的人数满足 $s_0 < \kappa/\beta$。因而，需要给易感人群中的百分之 $1 - \kappa/\beta$ 的个体接种疫苗。这不难理解：如果 κ 值很小，那就意味着感染者恢复所需要的时间更长，并且有更多的时间感染他人。因此，随着 κ 值减小，$1 - \kappa/\beta$ 值扩大，就需要给更大人口规模的个体接种疫苗。同理，随着 β 增大，表示扩大了既定时间里感染者与他人接触传播可能性，$1 - \kappa/\beta$ 随之增大，因而需要再次扩大疫苗接种人数比例。

回顾前面 $\beta = 6/10$，$\kappa = 1/3$ 的模型，从 $I_0 = 1$ 开始模拟：有1人感染。明确这些参数的取值，就可以估算最终大约将会有占人口总数75%的人被感染；并需要为 $1 - \kappa/\beta$ 的个体接种疫苗，以抑制流行病扩散蔓延。具体而言，这个比例为人口的 $1 - \dfrac{1/3}{6/10}$ 或4/9，意味着790万人口规模的群体需要为大约350万个体接种疫苗。这种模拟说明，利用分析方法和计算机技术能帮助我们更好地理解这些问题。单一借助分析方法尽管能轻松得出群体免疫的阈值，但却无法直观地描述传染病传播的动态过程。相比之下，结合计算机模型能更好地帮助我们看到SIR传染病的感染、传播和消亡的动态过程。

六、非恒定群体

所谓人口恒定的假设的模型，一般来说，就是个体凭借多种途径进入和离开某个种群，可能是通过迁徙，或是更为常见地通过出生和死亡。简单起见，我们截至目前还未在模型中考虑此类情况，但这些情况其实也能很容易地整合统一到上述的方程中。

假设每个时期有 n 个个体(表示为总人口的一部分)出生在该群体中，且有 m 个个体(表示为总人口的一部分)在每个时期不明原因死亡。此外，再假定所有新出生的个体都降生于易感人群中，而且在任何一个状态下，个体死亡的几率都相同。同时，再做一个简化的处理，设 $n = m$，即人口规模恒定，则含有出生率和死亡率的 s_t、i_t 和 r_t 的差分方程为：

$$s_{t+1} = s_t - \beta s_t i_t + n - m s_t \tag{3.7}$$

$$i_{t+1} = i_t + \beta s_t i_t - \kappa i_t - m i_t = (1 + \beta s_t - \kappa - m) i_t \tag{3.8}$$

$$r_{t+1} = r_t + \kappa i_t - m r_t \tag{3.9}$$

值得注意的是，除了最后一项，这些方程与不考虑出生和死亡的模型方程相同。

稍作整合就可以发现：如果有足够多的人口出生和死亡，那么感染人数的稳态水平将大于 0。

运用一些代数知识，假设 $n = m$，可以得到 s^*，i^* 和 r^* 的稳态水平：

$$s^* = \frac{\kappa + m}{\beta} \tag{3.10}$$

$$i^* = \frac{(\beta - \kappa - m) m}{\beta(\kappa + m)} \tag{3.11}$$

$$r^* = \frac{(\beta - \kappa - m) \kappa}{\beta(\kappa + m)} \tag{3.12}$$

从 i^* 的方程可以看出，需要 $m > 0$ 和 $\beta - \kappa - m > 0$ 才能达到正稳态。这表明，当 m 取值足够小且大于 0 时，人群中始终存在一定比例的感染者且数量保持稳定不变。还要注意 i^* 的方程是 m 的二次方程。随着 m 从 0 增加，感染个体的稳态水平也会随之提升。但是，一旦 m 过大，流行病传染规模就会变小；对于 $m > \beta - \kappa$，长期来看，系统将回到 $i^* = 0$ 的初始情况。这是由于人口的流动速度太快，使得感染者无法长时间停留，从而使系统超过了流行病阈值。感染者在接触一个或多个易感者前就已经被移除。图 3.3 和图 3.4 是针对不同水平的 β 的两个示例。如图 3.3 所示，对于取值更大的 β，传播率和接触率的乘积足够高，使得即使在人口流动率非常高的情况下，也可以维持感染个体的非零稳态水平。然而，值得注意的是，当单位时间人口流动率超过约 400 万时，稳态水平将出现下滑。当 b 水平较低时，正如我们所预计的，流行病的稳态水平就会非常低，当人口流动率足够低时，$i^* = 0$ 成为整个流行病蔓延过程唯一的稳态。理论层面上，尽管人口流动率足够低时能有效抑制疫情，但将其运用在现实生活的意义并不大（操作性偏低）。但是，我们仍能通过观察发现，提高人口流动率既导致稳态时更多感染者，也导致稳态时更少的感染者，其关键取决于所研究传染病模型的其他参数。

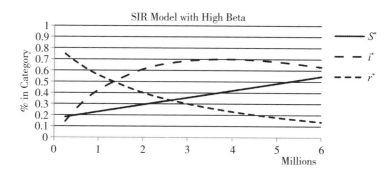

图 3.3　$\beta = 2.0$ 时存在人口流动的 SIR 流行病的稳态水平

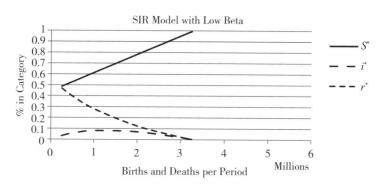

图 3.4　$\beta = 0.75$ 时存在人口流动的 SIR 流行病的稳态水平

再次观察存在人口流动的 SIR 模型——图 3.5，尤其关注已达到稳态时 r 和 i 的水平。不难发现，虽然 i 较小，约占总人口的 3%；但 r 很大，约占总人口的

80%。这一结果与先前讨论的感染高峰值和感染人数之间的关系相呼应。在这里，即使感染人数的稳态水平较低，大多数人最终都会被感染。正因如此，大多数新感染者几乎都源于最近刚进入该群体的个体（新生儿）。这不免让会我们联想到儿童时期的流行病，比如水痘。在水痘疫苗研发成功前，很多（如非大多数的话）美国儿童在幼年时的某个时间点被感染，后来（在大多数情况下）康复且拥有了抵御二次感染的免疫力。这是趋于稳态时的 SIR 模型所产生的普遍结果。在了解了简单流行病学模型的基础上，下一部分我们将介绍一些经济学知识。

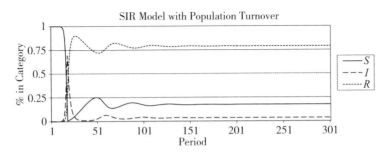

图 3.5　存在人口流动的 SIR 流行病模型

第二部分　经济学与流行病学的结合

第四章　经济模型与流行病学

在介绍了一些基本的流行病学模型后，本章将对与这些模型相关的一些基本经济问题进行介绍。具体而言，本章讨论了如何利用正外部性和负外部性以及边际变化的经济概念来更好地理解公共卫生政策。本章首先会介绍一些读者可能在经济学导论课程中见过的效用经济学概念，以及用于计算特定情况下的个人效用的概念，之后会对如何使用公式来表述外部性和指导个人及公众决策予以阐述。

一、经 济 效 用

经济学家使用"效用"概念来衡量个人的整体幸福或个人行动。本质上，一个人从某个行动或决定中获得的"幸福"越多，所获得的效用就越大。但是，个人的效用可能不仅包括他的个体幸福或幸福感。如果一个人的朋友或配偶比较幸福，这个人也可能会过得更好。虽然帮助一个朋友可能付出一些代价，但也可能增加效用。也就是说，效用也可在个人适应他人偏好的过程中产生。经济学家还讨论了两种重要的效用衡量方法。一种被称为总效用，用于评估一个人从一系列行为或决策中获得的幸福总量。例如，我可以从这周我吃的七顿午餐（包括四片披萨、两个素汉堡和一份沙拉）中讨论其总效用。无论我从这些饭菜中得到多少幸福，这周我从午餐中得到的总效用就是这些。经济学家还讨论了边际效用的概念。边际效用是指从一个商品、服务或抽象的"事物"中多消费一个单位而产生的总效用变化。例如，假设从周日到周五的午餐中，我得到的效用是 60 个单位，而周六我吃了沙拉，这会让我的效用增加到 65 个单位，即总效用增加了 5 个单位。因此，我的沙拉的边际效用是 5 个单位。

但是，到目前为止，我们还没有说明效用的度量单位。因为效用是一个抽象概念，所以人们可以自由地采用喜欢的单位来定义效用。例如，可以用一些内在的"幸福感"来衡量效用，例如：我今天的午餐给我带来 8 个幸福单位的效用。当然，这并不是一种非常有用的表达方式，因为别人无法直接理解你的 8 个幸福单位的真正含义。别人也无法判断这 8 个单位的大小。也可以用更具体的东西来衡量效用。例如，我今天午餐的 1 片比萨饼给了我 4 个橘子的效用。这里的意思是，我对吃了 1 片披萨还是吃了 4 个橘子是无所谓的，但是这给了你更具体的判断标准(例如吃 4 个橘子会获得多少幸福)，但你仍然无法完全了解我从午餐中获得多少幸福，因为你不知道我从 4 个橘子中获得了什么幸福，除了它相当于今天午餐的一片披萨。如果明天你有 5 个橙子，但是你想要 1 块披萨，你可以用 5 个橙子换 1 块披萨，而我认为这相当于 4 个橙子(假设我更喜欢 5 个橙子而不是 4 个，这对非经济学家的读者来说也是可以理解的吧)。同样，如果我告诉你 1 块披萨对于我来说值 3 美元，你给我 4 美元我就会买它。如果披萨对于你来说值 5 美元，你会很乐意付给我 4 美元。如果你给我 4 美元买我的披萨，我们心理上都会感觉不错。因此，我们可以用美元、橙子或者其他任何东西来衡量效用。然而，由于事物的成本通常是用货币来衡量的，所以经济学家也通常用货币来衡量效用。例如，如果某物的价格是 X 美元，而我从中获得的边际效用大于 X 美元，那么我就会买它。现在的问题是，如果我们认为效用是幸福或幸福感，同时用金钱来衡量效用，人们可能就会以为经济学家把幸福和金钱视作等同。事实当然并非如此，货币只是一个比较好用的抽象单位而已。经济学家用金钱衡量效用和用橙子或披萨衡量效用，在本质上是一样的。

二、效用与传染病模型

本书主要使用效用(utility)的概念来讨论传染病的经济学。具体来说，首先需要谈论的是与传染病有关的各种状态的效用。设 U_j 为在一段时间内处于状态 j 的效用，其中，j 表示前面讨论的状态之一，如易感、感染以及康复。同时，我们做一个一般性假设，即被感染的效用小于被感染或康复的效用，易感染的效用与康复的效用是一样的。如果你感觉良好，那么不管你是康复者还是易感染者，都会获得相同水平的效用。当然，在现实生活中也可能会有例外。也许在你康复后，症状或健康问题会持续存在；或者，一个人感染某种病毒后存活下来，且知道自己不会再被感染，则其可能会有更为平和的心态。本书中将忽略这些潜在的因素，假设一般性为 $U_s = U_r > U_i$。

如前文所述，本章的论述将考虑以下两种类型的模型。在 SIS 模型中，康复者也是易感染者，即易感染状态和康复状态是相同的。在 SIR 模型中，康复者和易感染者唯一的区别是康复的个体不会再被感染。本章将直接讨论 SIR 模型，如果你愿意，可以很容易将这种直觉和建模实践扩展到 SIS 模型中。

这里所需的分析工具，就是经济学家所说的价值函数（value function）。价值函数合并了处于特定状态的个人的各种成本和收益，例如，一个人处于易感染状态，从个人的角度出发，个体目前的健康即为其效用，而代价是被感染的可能性（被感染的概率加权）。故状态 S 的值可写为：

$$V_S = U_s - \pi C_i$$

公式中，U_s 定义如上，π 为被感染的概率，C_i 为感染的代价。定义 C_i 为在感染期间 S 状态（或 R 状态）下感觉良好和 I 状态下接受较低效用之间的效用差异。（在状态 I 中治疗或脱离工作可能会产生一些费用成本，但为了简化符号，假设这些值已经根据效用差进行了扣除）。因此，可写为 $C_i = U_s - U_i$。

接着，可以认为 I 状态的价值为 $V_i = U_i$ 和 $V_r = U_r = U_s$。在这两种情况下，对 SIR 模型而言，个体一旦感染或恢复，就没有机会回到感染状态。

三、预防经济学

在前文基础上，本节开始讨论预防经济学。举个例子，可能有一种疫苗可以将一个人从易感染状态转移到康复状态（假设疫苗是有效的）。或者，人们也可以类似地讨论其他预防措施，例如限制群体互动的隔离措施。再举一个例子，你可以选择戒掉一些会让你有感染风险的行为。这种行为的代价是你将失去该行为的效用。还可以有很多例子，但本章的大部分内容仍以疫苗作为主要例子。

假设存在一种对某种疾病完全有效的疫苗（如果疫苗不是完全有效的，可以简单地在下面的公式中插入一个概率加权，且在没有任何其他差异的情况下进行分析）。疫苗的成本用 C_v 表示，将包括与疫苗直接相关的任何金钱成本（无论是直接付款或是保险共同支付等)以及任何基于效用的成本(如去看医生浪费的时间、克服对针头的恐惧等)。不妨思考以下两个问题:第一,在上面情况下个人会选择接种疫苗吗? 第二,如果作为一个管理者能够为个人作出决定,我们会选择谁(或者多少人)接种疫苗?

1. 个人预防决策

在有疫苗可用的情况下,易感染者将面临以下选择:选择接受疫苗并支付费用,或者放弃接受疫苗并承担被感染的风险。要作出正确选择,就必须比较与每个决定相关的价值函数。如果一个人放弃接种疫苗,则其处于一种易受感染的状态,其价值 $V_s = U_s - \pi C_i$。如果一个人选择接种疫苗,他将转为 R 状态,但是必须支付接种疫苗的费用,C_v。因此,疫苗的选择具有以下价值:$V_r - C_v = U_s - C_v$。接下来,对这两种价值进行比较。当 $U_s - C_v > U_s - \pi C_i$,个体应选择接种疫苗;当 $C_v < \pi C_i$,这种不平等将持续下去。简单来说,如果疫苗的费用低于被感染的概率乘以感染的费用,个体就会选择接种疫苗。

2. 公共预防决策

个人预防决策一般都是直接而简单的。从更大的角度看,正如经济学家和政府官员所知道的那样,个人决策并非总是与社会的最佳利益相符。当个人决策对社会其他成员产生影响时,就会发生个人决策不符合社会利益的情况,经济学家称之为外部性。有时外部性会给社会带来更好的结果,有时则会带来更坏的。例如,吸烟和污染经常被用作负外部性的例子。如果有人选择吸烟,其他人可能会被迫吸入吸烟者的二手烟。因此,吸烟的选择迫使其他人付出他们没有选择的代价。另一方面,有时个体的选择会给社会上的其他人带来好处。例如,维护草坪和在家门口种花是你个人的决定。但是,你的邻居很可能喜欢看你修剪整齐的草坪,因此从你的种植美丽花草的决定中得到一些效用。经济学导论中的两个标准结果表明,由于个人在做决定时只考虑自己的成本和收益,而忽略其他人的成本和收益,常常会导致:(1)负外部性的事件经常发生(因为没有充分考虑社会成本);(2)正外部性的事件很少发生(因为没有充分考虑社会效益)。

现在,假设你是社会上所有疫苗决策的监督人,致力于为整个人群作出最佳决策。经济学家通常称之为社会规划者的决策或社会规划者的问题。这一决定与个人层面的决定之间的区别在于，社会规划者需要考虑未接种疫苗的个人感染群体中其他人的可能性，这些人将承担被感染的代价。因此，感染在社会中造成了一种负外部性。具体地说，如果个体 A 被感染，其将平均感染 β 个体，其中，β 是传播和接触率的 $\alpha\gamma$ 乘积。忽略时间下标以简化符号，因此，作为第一个近似值，人们可能会认为，社会规划师的决策规则是：$C_v < (1 + \beta s)\pi C_i$。

然而，这个解决方案还存在一些问题。首先，如前所述，随着更多疫苗的出现和更多感染的发生，S 将减少。随着流行病的蔓延，由于感染的易感人群更少，接种疫苗需求的减少只是时间问题。好消息是，从数学的角度而言，如果在第一阶段不必给某些个人接种疫苗，那么在以后的一段时间也无需给他们接种。其次，βs 夸大了为个人接种疫苗后可预防的感染数。其逻辑在于，个人与不止一个人有联系。如果 A 接种了疫苗，A 就无法将疾病传染给 B。但是，B 可能会被另一个接触者 C 感染。A 接种疫苗可以保证 B 不会被 A 感染，但不能保证 B 不会被人群中的其他人感染。因此，社会规划者需要知道接种疫苗预防人群感染的真实数字，我们将这个值定义为边际感染（marginal infections）。

定义 1：个体 j 的边际感染 m_j，是指将个体 j 从人群中移除能够减少的感染数。

边际感染的内涵是比较复杂的：m_j 取决于流行病的规模、人群中接种疫苗的数量、人群中接触者的总体结构（包括 j 的接触者、跟 j 接触者接触的人）。显然，这个数值的计算也会比较复杂。假设某人知道某群体的接触结构，或假设其愿意对接触结构做出简化假设，此时可以使用简单的计算机模拟来计算。例如，在上面的示例表格中简单地从易感者类中删除一个个体，并查看易感者的数量如何变化。目前，假设 m_j 可以计算并进行经济分析。

定义边际感染后，可以把社会规划师的问题表示为：当 $C_v < (1 + m_j)\pi C_i$，则个体 j 可以接种疫苗。

如果将这个决定与个人决策问题进行比较，就会发现除了 $m_j \pi C_i$ 这一项，其余部分都是相同的。如果一个人选择不接种疫苗，就会产生这种外部性。可以看出，只要 m_j 大于 0，社会规划者会选择给更多的人接种疫苗，而不是对个人接种疫苗。接种疫苗的个人在社会中产生了一种正外部性，这让更多的人受到保护而不受感染，而不仅仅是保护接种疫苗的个体。以正外部性创造效率的最常见方式是提供某种补贴，如降低接种疫苗的成本或免费接种疫苗。假设某机构在收到疫苗时向接种疫苗者支付 T 数额的钱。而后，接种疫苗者将此金额添加到其决策规则的右侧，得 $C_v < \pi C_i + T$。若 T 等于外部性，也就是 $T = m\_j\pi C\_i$，则个体决策和社会规划者决策表达的疫苗接种意愿一致。

然而，计算这项补贴还存在一些困难。到目前为止，本书还没有讨论种群的异质性，我们假设了每个人的接触人数和被感染的概率都是一样的，同时我们也没有讨论感染和疫苗接种的成本 C_v 与 C_i，这可能也会因个体而异。更具体地说，将 T 设为每个人都可以获得的统一补贴。如果个体间存在异质性，则仍会配置疫苗错误。为此，定义以下两个概念：

定义 2：疫苗补贴据说是对个体 j 的激励，如果 $C_{vj} < \pi_j C_{ij} + T$。

这种情况仅仅意味着个体 j 将接受与其决定有关的各种参数的补贴和疫苗。

定义 3：对于社会规划者来说，如果 $T < m_j\pi_j C_{ij}$，则疫苗补贴是具有成本效益的。

这意味着补贴的金额应该小于外部性。

理想情况下，社会规划师希望所有具有成本效益的补贴能与激励相容。在这种情况下，社会规划师想要其接种疫苗的个体都会自愿接受补贴并接种疫苗。要做到这一点，感染的可能性必须足够大，以促使个人接受补贴；而边际感染也必须足够大，补贴才能产生成本效应。即，

$$\pi_j > \frac{c_v - T}{C_{ij}} \tag{4.2}$$

$$m_j > \frac{T}{\pi_j C_{ij}} \tag{4.3}$$

当然，如果有了统一的补贴，情况就会不同。因此，或许有必要根据特定的感染概率和边际感染水平来确定补贴的规模，并根据边际感染的具体水平以及个体 j 的感染成本和疫苗成本来调整补贴。

如前所述，随着更多的人接种疫苗，外部性和边际感染水平将降低。具体来说，随着疫苗接种数量接近达到群体免疫水平，所有个体的边际感染接近 0。此时，个体决策问题和社会规划者决策问题是收敛的。然而，当达到这一接种水平

时，疫情就被消灭了。回想一下，除非 $C_v < (1 + m_j)\pi C_i$，否则不为个体 j 接种疫苗。同样，在个体决策问题中，个体 j 只会选择在 $C_v < \pi C_i$ 时接种疫苗。由于 m_j 和 π 接近于 0，故在这两个决策问题中，只要疫苗接种的成本 C_v 为正，则停止疫苗接种。这使人们相信，彻底根除疾病不会来自个人决定，也不会来自目光短浅的公共卫生补贴。在政府机构提供补贴的基础上，为了减少未来更大的支出以达到群体免疫，在当下花更多的钱来根除疾病或许是值得的。

3. 公共卫生决策的成本和收益

经济学的一个典型特征是成本和收益的比较。流行病学给出了此过程的一个例子，例如，本书在开篇的分析中讨论了传播率和接触率的乘积 $\alpha\gamma$（以及康复率 k）是如何在传染病传播中起主要作用的；还将此产品与繁殖数的概念相结合，讨论将繁殖数降低到 1 以下将如何导致流行病的结束；同时，也探讨了使用疫苗或其他合理的公共政策来保持 $R_0 < 1$ 来防止流行病开始（使群体免疫低于流行病阈值）。当然，若该做法成本高昂，则需要考虑以有效的方式使用资金。在经济学中，可以用两种不同的方式来描述这个问题。首先，在公共卫生支出预算固定的情况下，需考虑如何以最有效的方式使用该预算。第二，在具体的目标下，例如把群体控制在流行病的临界值以下，则需考虑如何以尽可能低的代价做到这一点。

设传播率和互动率已知，且其都可能因金钱而发生改变。例如，限制个人在公共交通上的互动以降低 γ。或者，借助改善食物的营养成分提高免疫系统的强度来降低 α。同样，政府也可以为部分有效疫苗提供补贴，再次降低预期的传播率。为了达到目的，假设已知金钱是如何改变这些参数的函数形式。设它们为 $\alpha(x)$、$\gamma(y)$，其中 x 和 y 是两个能够降低传播率和互动率的变量。$\alpha(x)$ 在 x 中是减少的，$\gamma(y)$ 在 y 中是减少的，即：$\dfrac{\mathrm{d}a(x)}{\mathrm{d}x} < 0$ 和 $\dfrac{\mathrm{d}y(y)}{\mathrm{d}y} < 0$。进一步假设，这两个项目的固定预算为 B，由此可对上述两个具体的经济问题进行详细阐述。

首先，假设打算花掉整个预算 B，则主要的问题是如何将这种传染病的传播水平降到最低。该问题的答案是，在不超过 B 美元的限制下，将传输率和接触率的乘积取最小值。即：

$$Min_{x,y}\alpha(x)\gamma(y)\, subject\, to\, x + y \leqslant B.$$

在最佳情况下，取最小值会使数值低于流行阈值，传染病就会消失。但即使情况不是这样，如减小传播率和接触率的乘积或保持人群处于流行阈值以上，也将降低 SIS 模型中感染的稳态水平或缩小 SIR 模型中的疫情规模。此时产生的经济学问题是：这种低水平的患病率的收益是否超过了成本 B。

此外，如果爆发新病毒，且 R_0 的最小值小于 1，则不用完所有预算 B 就是最优的选择。在这种情况下，只需要保持传播率和接触率的乘积比率低于 1 以阻止流行病传播。由此引出了第二个特征问题，即在保持传染数低于 1 的前提下，如何使开支最小化。

$$Min_{x,y}x + y\, subject\, to\, \alpha(x)\gamma(y) \leqslant 1\, and\, x + y \leqslant B.$$

需要注意的是，这个解决方案并非总是有效。使 $R_0 < 1$ 的 x 和 y 的唯一值也会使 $x + y > B$。遇到这种情况只需回到前面提到的问题，即在预算约束下最小化 R_0 以降低但不消除流行病的影响（因为不可能没有更大的预算）。

参考文献

Geoffard P-Y, Philipson T （1997）. Disease eradication：public vs. private vaccination. Am EconRev, 87（1）: 222-230.

第五章　计量经济学与流行病学

创建模型的主要目的在于将思想、想法或假设进行组织，形成一种连贯形式，从而表达其逻辑含义。创建模型的第二个目的是检验假设或测量影响的大小。本章旨在证明精确建模所具有的重要功能。

前面几章的比较静态分析(comparative statics)结果也许并不令人意外。例如，SIS 模型中易感个体的稳态水平是 $\bar{s} = \dfrac{k}{a\gamma}$，感染者的稳态水平是 $\bar{l} = 1 - \dfrac{k}{a\gamma}$，随着康复率的增加，易感个体的稳态水平上升，而感染个体的稳态水平降低；或随着传播率或接触率的增加，易感个体的稳态水平下降，感染个体的稳态水平上升。如果没有第二章中的建模练习，这可能就是你所猜测的结果。然而，正如下文所述的，精确建模对于理解变量之间的关系和进行有效的经验估计是有很大帮助的。

假设有一个包含我们所关注的传染病信息的数据集，且已知该疾病符合 SIS 框架。假设关于易感个体和感染个体比例的信息以及对疾病 k、α 和 γ 的关键参数的估计皆为已知。以接触率 γ 为例，接触率可能取决于人口的统计学变量、公共交通的使用、人口密度等，这些数据可直接使用，也可用来估计接触率 γ。有相似的基础变量可以用来确定传播率和康复率。为了更简便地进行论述，假设这些参数值已知，则可得数据集如表 5.1 所示。

在数据集中，设有 10 个区域(国家或地区)，每个区域 k、α、γ 的值已知。假设这三个参数决定感染程度，群体中的易感者数可由具有微小误差的静态方程 $\bar{s} = \dfrac{k}{a\gamma}$ 计算得出，此误差是由表格上的 ϵ 造成的。因此，计算 $s_i = \dfrac{k}{a\gamma} + \epsilon_i$，可得 i 区易感个体的观测水平。在区域 1 的表格中 $s_1 = 0.245 + 0.005 + 0.250$。在参数或类别变量中存在少量的测量误差或特殊特征，使这 10 个区域有所差别。

表 5.1　　　　　　　　　　　　　SIS 数据集的一个例子

Region	s	i	κ	α	γ	ϵ	Model $= \dfrac{\kappa}{\alpha\gamma}$
1	0.250	0.750	0.288	0.375	3.131	0.005	0.245
2	0.341	0.659	0.393	0.387	2.849	−0.016	0.357
3	0.428	0.572	0.360	0.297	2.841	0.002	0.426
4	0.541	0.459	0.389	0.232	3.131	0.007	0.534
5	0.195	0.805	0.181	0.311	3.153	0.010	0.185
6	0.225	0.775	0.212	0.289	3.324	0.004	0.220
7	0.397	0.603	0.298	0.253	3.092	0.016	0.381
8	0.219	0.781	0.184	0.295	2.769	−0.006	0.225
9	0.428	0.572	0.393	0.312	2.909	−0.005	0.433
10	0.365	0.635	0.382	0.378	2.859	0.011	0.354

　　假设研究人员或公共卫生官员了解 s、i、k、α 和 γ 的方法，且研究人员期望 k 与 s 呈正相关，α、γ 与 s 呈负相关。研究人员的目标是了解这三个参数如何与类别变量 s 相关，更重要的是，这三个参数的大小变化如何改变 s。例如，研究人员的资金可以通过以下三种方式之一来使用：（1）降低人群的接触率；（2）分发营养补充剂（使之更快康复）；（3）传播一种降低传播率的方法（如使用肥皂可以改善手部卫生）。问题是，应该使用哪种方式来最好地提高易感人群的水平（降低感染水平）？

　　为了回答这个问题，需要知道 k、α 和 γ 的变化会如何改变 s（从而改变 i）的水平。因此，假设研究人员使用上面的数据运行以下线性回归 $s_i = \beta_0 + \beta_1 k + \beta_2 \alpha + \beta_3 \gamma$，结果见表 5.2。回归方程的 $R^2 = 0.988$。由此，我们会认为该结果是这三个参数的影响的合理描述，且认为基于这些结果制定的政策是合理的。首先，回归和数据的拟合度很高（用 R^2 衡量）。另外，所有自变量的系数都有一个预期的符号，表明 k 的增加会增加康复个体的比例且降低易感个体的比例，增加

α 或 γ 则将降低易感个体的比例，增加感染个体的比例。如果目前只有关于 s、i、k、α 和 γ 的信息，这似乎是一组可以服务政策制定的合理结果。

表 5.2 　　　　　　　　　　　　简单 OLS 回归结果（未正确设定）

Variable	Coefficient	Std. error	t-stat	p-value
intercept	0.439	0.116	3.775	0.009
κ	1.189	0.062	19.080	0.000
α	−1.209	0.104	−11.584	0.000
γ	−0.029	0.032	−0.925	0.390

注意，k 和 α 上系数的绝对值大致相同；表明这些基本参数有相同幅度的变化，对 s 的影响也相同（尽管影响方向相反）。还要注意，通过查看标准误差、t-stats 或 p-values，这两个参数上的系数与 0 显著不同。如前所述，在预期中 γ 的系数是负的，且在可接受的置信水平下，γ 上的系数将被认为与 0 没有显著差异。本质上，这会导致人们相信 γ 对 s 或 i 没有任何影响。这当然并不正确。用来建立 s 的方程的分母包含乘积 $\alpha\gamma$。因此，γ 的效果等同于 α。然而，回归方程却告诉我们要忽视它。从政策角度来看，回归方程将资源都花在提高康复率或降低传播率上，忽略了人群的接触。由相关数据可知，这是错误的。此外，这个规范产生了一个非 0 且具有统计意义的截距项，这也是错误的。

问题出在哪里？简单讲，模型的设定并不正确。在进行回归分析时，我们没有使用正确的基础模型。然而，我们所做的回归似乎和学术论文或政策评估中的并无差别。通常，我们在 OLS 方程的右侧排列一组线性自变量，运行回归并解释结果，就像在这个例子中的那样（良好的拟合，符合预期的迹象，检查统计显著性并接受结果）。而且，除非你能确知真正的潜在关系，否则你是无法意识到错误的，因为一切看起来都很正常且直观。

如果起初在回归模型中添加其他特性，但没有更精确地进行建模，那么问题将一直存在。例如，再次使用相同的数据和上一次回归相关的 $\alpha * \gamma$ 交互项运行回归，仍然会得到误导性结果，如表 5.3 所示。同样，我们也会得到一个非常好的拟合，但在这种情况下，只有 k 的系数与 0 显著不同。

解决问题的办法是对所需估计的流程进行更好的建模。具体地说，需要按照 $\beta_0 + \beta_1 \dfrac{k}{\alpha\gamma}$ 来运行回归，结果如表 5.4 所示，可得 $\beta_0 = 0.004$（结合标准误差显示，β_0 与 0 没有显著差异）和 $\beta_1 = 0.977$（对于产生的标准误差，统计上与 0 不同），这是正确的结果。

表 5.3   错误设定模型的简单 OLS 回归结果

Variable	Coefficient	Std. error	t-stat	p-value
intercept	0.985	0.849	1.160	0.298
κ	1.214	0.076	15.978	0.000
α	−3.038	2.819	−1.078	0.330
γ	−0.212	0.284	−0.748	0.488
$\alpha * \gamma$	0.607	0.935	0.649	0.545

表 5.4   模型正确的简单 OLS 回归结果

Variable	Coefficient	Std. error	t-stat	p-value
intercept	0.004	0.010	0.362	0.727
$\dfrac{\kappa}{\alpha\gamma}$	0.997	0.029	34.118	0.000

因此，需要强调的是，在通过简单线性回归制定政策时要非常小心。简单地在回归中排列一组潜在的、有贡献的自变量很难得到有意义并且准确的结果，即使像本例所示的简单情况也是如此。要仔细地为研究现象进行建模，才能得出一个正确的、具体的、对政策分析有意义的结果。

第三部分　社会互动导论

第六章 互动网络：简介

目前本书所研究的重要变量包括传播率、康复率和群体中的个体在各阶段的接触次数。作为一名社会科学家，笔者对前两个因子其实没有发言权，因为研究疾病传播率和康复率的影响因素并非经济学家的工作，主要取决于生物学和医学进展。但是，就第三个因子而言，即个体接触次数（individual contacts），则无疑是在社会科学研究范畴内的。近数十年来，社会科学在社会网络领域已取得了巨大进步，研究涉及个体间的互动机制，以及各种社会网络结构是如何对新产品的传播、学习效率、金融危机的蔓延乃至本书所关注的传染病产生影响的。

此前章节所介绍的传染病模型都较为简单，均假设个体在群体中的互动是随机的，故每个人与他人发生互动都有相同的可能性。这些假设无法准确反映现实生活中的实际情况。个体会接触哪些人其实取决于很多因素：有些因素是个体生来既定的特性，例如年龄、性别、种族和族群。还有些因素是个体后天选择的特征（一定程度上的主动选择），例如一个人的居住地和最喜欢的娱乐消遣活动等。此外，还有一些其他因素介于以上两者之间，例如个体的社会经济地位部分是由个人选择决定，部分则是由其命运中所出现的各种机遇决定。然而，社会科学家在近年的研究发现，社会互动的许多特性超越了上述的这些维度。无论社会网络的一些特性属于上述个体特征中的何种类型，这些特性往往都是真实存在的。本章将描述社会网络的普遍特征，并讨论了这些特征对传染病传播的影响。

首先，让我们思考一下：何为"网络"。在数学中，网络是通过边（有时也指"连接"或"联系"）连接而成的节点集合。图6.1中有五个节点，分别记为 A、B、C、D、E，节点通过边连接在一起。图中有六条边：从 A 到 B、从 B 到 C、从 C 到 D、从 C 到 E、从 D 到 E、从 E 到 A 各有一条边，每条边末端的箭头表示方向，其中，具有方向的边称为"有向边"。如图6.2所示，边也可以是无方向的。

图6.2中有五个节点，但只有四条边，这四条边分别将 A 连接到 C、将 B 连接到 E、将 D 连接到 E、将 E 连接到 A。同时，由于这些边没有方向，所以该图也表示各条边将 C 连接到 A、将 E 连接到 B、将 E 连接到 D、将 A 连接到 E。例如，单行道就可以被视为有向边，双行道则可被视为无向边。

网络中每个独立的节点也具有与网络相关的特性。例如，节点的度（degree）指的是该节点所连接的边数。在图 6.2 中，节点 A 的度为 2，节点 B 的度为 1，节点 C 的度为 1，节点 D 的度为 1，节点 E 的度为 3。如果网络是有方向的（如图 6.1 所示），则节点具有"入度（in-degree）"，即终止于该节点的边的数量；同时具有"出度（out-degree）"，即起始于该节点的边的数量。在图 6.1 中，节点 A、B 和 D 的入度为 1，出度也为 1；节点 C 的入度为 1，出度为 2；节点 E 进度为 2，出度为 1。

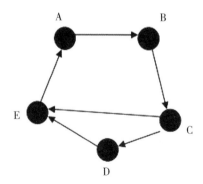

图 6.1　一个简单的有向图

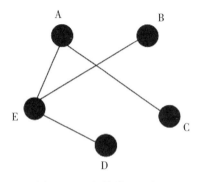

图 6.2　一个简单的无向图

在现实生活中，几乎所有连接的集合都可以被视为网络。这就如同办公室或学校中的计算机网络，每台计算机或终端都是网络上的一个节点，终端之间的每个连接都是一条边。类似地，互联网也被视为网络，每个单独的网页都是一个节点，而网页之间的每个链接都是一条连接。网络同样也存在于生物环境中。动物间的捕食关系亦可被视作网络，如人类以鱼、牛、鸡等为食，因此，可以将这些动物与人类连接起来。由于这些动物通常不吃人类，故该网络是一个定向网络。倘若用捕食关系把海洋中的鱼类与其他生物联系起来，则该整体也将成为一个网络。上述的两个网络就是所谓"食物网"。网络还存在于现实生活中的许多方面，如电网、路网、铁轨和电话线路等。

本章重点探讨的网络是社会网络，它有多种定义方式。以朋友之间的关系为例：假设每个人都是网络中的一个节点，如果某两个人是朋友，则可用一个联系把这两个人连接起来。定义"朋友"其实并不容易，例如，某个你信任的、经常见面且经常交谈的人似乎能够被定义为你的朋友，但其实身边有些同事即便符合上述几个条件，却不是你的朋友。事实上，挚友与你见面、互动的频次可能比你与同事之间见面、互动的频次低得多。因此，研究社会网络时，通常需要对具体的社会关系作出具体的概念构建，且概念的构建通常取决于研究所需解决的具体问题。例如，研究 SARS 等传染病的传播时，可根据物理邻近度定义社会网络；研究性传染病的传播时，则可基于性接触定义社会网络；研究信任和信任关系时，则可考虑个体面对私人困难时所选择的倾诉对象……故而，正如前文所述，定义社会网络的方式是多种多样的。那么，我们就假设社会网络可被自由定义且所有相关数据可自由获取。在此基础上，下文将讨论如何利用一些简单的统计工具来解读复杂的网络。

一、网络的属性

如前文所述，我们通过观察就能对前面两个简单的网络示意图进行相应的解读。但是，当面对一个庞大人群的关系网络或一片海洋里的食物网时，这些网络的手绘示意图可能会像稀泥般混乱不堪。因此，本节将讨论如何采用统计度量工具来解读诸如此类的复杂网络，同时探讨这些统计度量工具的特征规律及其在传染病传播研究中的应用。

首先，我们定义几个重要的概念：

定义 4：成分(component)是由可以从自身出发，再通过网络中的连接重新回到自身的节点所组成的节点集。节点属于成分。

定义 5：两个节点之间的测地距离(geodesic path)是通过网络中的连接、从一个节点到达另一个节点的最短路径。

定义 6：网络的直径(diameter)是两个随机节点之间最长测地距离的长度。

我们将用它们来描述网络的关键特征和统计度量。这些特征可分为两类：一类是描述网络整体结构的特征；一类是描述网络中单个节点(或单个个体)的特征。

二、特征路径长度

第一个概念，特征网络统计数据(characteristic network statistics)是特征路径长度(characteristic path length)，用 L 表示。特征路径长度是一个总量统计(aggregate statistic)，指的是网络中两个随机相邻节点之间的平均邻近程度。可以认为，L 是网络中两个随机相邻节点之间的期望距离。确切地说，L 是一个神经网络中所有随机相邻节点对之间测地距离的均值。令 $D(i, j)$ 为节点 i 和 j 之间的测地距离。设网络中有 N 个节点，则特征路径长度的计算公式为：

$$L = \sum_{i=1}^{N} \sum_{j=1}^{N} \frac{D(i, j)}{N(N-1)} 。$$

以图 6.3 为例，要计算特征路径长度，需选取网络中的所有节点对：(a,b)、(a,c)、(a,d)、(b,c)、(b,d)和(c,d)。由于这是一个无向网络，因此可以忽略其他节点对，如(b,a)、(c,a)等。

其他网络节点与节点 a 之间的距离如下：由于 a 和 b 直接相连，则 $D(a, b) = 1$；由于 a 和 c 直接相连，则 $D(a, c) = 1$；由于节点 a 必须通过节点 c 才能到达 d，则 $D(a, d) = 2$。其他节点之间距离的计算方法是类似的：$D(b, c) = 1$，$D(b, d) = 2$，$D(c, d) = 1$。需要注意的是，由于示例网络是无向的，故无需计算 $D(b, a)$，因其等于 $D(a, b)$。无向网络中，所有节点对都遵循这个规律，

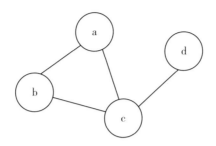

图 6.3　一个简单的无向网络

即 $D(i, j) = D(j, i)$。因此，对于无向网络，需要计算距离的节点对数目是网络所含的总节点对数目的一半，即 $N(N-1)/2$。计算特征路径长度 L 需对所有路径距离取平均值，即 $L = (1 + 1 + 2 + 1 + 2 + 1)/6 = 8/6 = 4/3$。L 是网络中两个随机节点 i 和 j 的期望距离，在本例中，$L = 4/3$。

通过这些计算，我们就能得出上述示例网络中两个随机节点间的距离。不过，现实生活中的网络庞大，无法采用这样简单的测算办法。例如，假设于某所拥有 1000 名学生的中学中，存在一个朋友关系网络，且将该关系网络定义为：以彼此都认为对方是自己最好的五个朋友之一的人为节点相互联系所形成的集合。若网络中两个随机节点之间不存在直接联系，则求取它们之间的最短路径是比较困难。相反，计算两个直接联系的随机节点间的最短路径则是容易的，即使两个随机节点间的测地距离是 2 或 3，计算也是相对容易的。如果两个节点在这个网络中不是紧密相连的，就必须考虑许多可能的路径，通过不断地寻找和验证以确定最短路径。这意味着需要对网络中的 1000×999 = 999000 个节点对重复这项工作。显然，大家一般不会愿意手动完成该过程。因此，若把数据加载到计算机中，就会有多种算法帮助我们完成计算。当然，如果我们选择其他的网络表示法，也会有一些较为直观的表达方式。

在网络可视化表达的范畴之外存在两种主要表示形式。一种称为邻接矩阵，把网络中的所有节点列于邻接矩阵的顶行和首列。如果 i 到 j 之间存在一条路径联系，则输入 1 作为(i, j)的值，它同时也是矩阵的第一个元素。如果不存在路径联系，则输入 0 作为值。通常假设从节点 i 不存在路径回到节点 i 本身，因此该矩阵的对角线元素全为0。由图6.3得出的邻接矩阵为：

$$
\begin{array}{c c c c c}
 & A & B & C & D \\
A & 0 & 1 & 1 & 0 \\
B & 1 & 0 & 1 & 0 \\
C & 1 & 1 & 0 & 1 \\
D & 0 & 0 & 1 & 0 \\
\end{array}
$$

将该矩阵记为 M。若网络包含了大量的、稀疏的节点，则邻接矩阵的大多数元素都为0，在此情况下，将网络表示为邻接表将更为直观。在邻接表中可以列出每个节点所连接的节点，由图6.3得出的邻接表为：

$$
\begin{array}{l}
A \;—— \; B \, , C \\
B \;—— \; A \, , C \\
C \;—— \; A \, , B \, , D \\
D \;—— \; C
\end{array}
$$

邻接表的优点是能够大大减少存储网络表示法的信息量。如上述示例中的邻接矩阵有16条信息需要存储，而邻接表只需存储8条。虽然邻接表的这一优势在这个简单例子中也许不太显著，但在一个有着成千上万个节点的稀疏网络中，这个优势就会十分重要。

尽管矩阵会占用更多空间，但这种表示方法仍具有一些较好的统计运算功能，例如邻接矩阵能够直接查看并确定节点 i 和 j 之间是否存在长度为1的路径。在上述示例中，满足该条件的节点对有：A，B；A，C；B，A；B，C；C，A；C，B；C，D；和 D，C。对于每个节点对 i，j 而言，$D(i, j) = 1$。将此矩阵与自身相乘，则 $M \times M =$

$$
\begin{array}{c c c c c}
 & A & B & C & D \\
A & 2 & 1 & 1 & 1 \\
B & 1 & 2 & 1 & 1 \\
C & 1 & 1 & 3 & 0 \\
D & 1 & 1 & 0 & 1 \\
\end{array}
$$

于此，矩阵 M 的一个重要特性得以显现，即 $M \times M$ 矩阵的任一元素 i，j 的值是在 i 和 j 之间长度为2的路径数。因此，若节点对不属于原先路径长度为1

的节点对，但在新矩阵中的值为正，则可知其最短路径等于 2，继而可列出最短路径为 2 的所有节点对。在这个例子中，这些节点对为：A, D；B, D；D, A；和 D, B。

至此，示例网络中所有的节点对都罗列完毕。如果仍有节点对未被罗列，则可以将该矩阵再次乘以 M，其运算得到 $M \times M \times M$ 矩阵的值将是路径长度为 3 的节点对的数量。我们可以将所得矩阵不断与其自身相乘，直到求出所有节点对之间的距离为止。这种计算方法比需要描绘出所有可能路径的手动方法简单得多，而且后者还容易出错。

特征路径长度对于网络特性研究具有重要的现实意义。例如，研究人群中疾病的传播速率时，若某个社会网络的特征路径长度较短，则这种疾病很快就会在整个人群中传播开。但是，若某个社会网络具有较长的特征路径长度，疾病则需要很长时间进行传播，甚至可能在感染整个人群之前就消失了。因此，对于关注疾病传播的人来说，延长社会网络的特征路径长度不失为一个较好的防控举措。与此同时，特征路径长度较短的网络也有其优点。例如，假设有关疾病预防的信息是通过人群中个体的口口相传来传播的。若特征路径长度较短，则人群中个体获取信息的时间将相对较短；但若特征路径长度较长，则需要很长时间才能使信息在人群中传播开。当然，能够反映特征路径长度较短的社会网络的优点的例子是很多的，例如招聘信息的传播和新技术的传播。

三、聚　　类

第二个特征是聚类（clustering）[1]。一般而言，聚类度量的是相互连接的节点之间联系的倾向性。例如，如果某人的大多数朋友之间也互相认识，则其社会网络就是高聚类的；如果某人的大多数朋友彼此不认识，则其社会网络就是低聚类的。

准确来说，在无向图中，一组与节点 i 相连接的、有 K 个节点的集合里，这 K 个节点之间可能存在 $(K-1)K/2$ 个连接（在有向图中则为 $(K-1)K$ 个连接），

---

[1]　参见 Watts and Strogatz 1998。

则定义节点 i 的聚类系数为：这些存在的潜在连接的占比(the fraction of these potential edges that exist)，记为 C_i。在友谊关系网络中，这意味着某人的朋友中互相认识的那部分人。如果某个个体所有的朋友都彼此相识，则其聚类系数为 1。如果该个体的朋友互不认识，则其聚类系数为 0。

　　仍以图 6.3 为例。节点 a 在网络中有两个连接(它的度是 2)，即 b 和 c，则它们之间有 $(2-1)2/2 = 1$ 个潜在连接(从 b 到 c)。由于在 b 和 c 之间存在一个连接，则节点 a 的聚类系数为 1，$C_a = 1$。节点 b 的度也为 2，因此，它所连接的两个节点之间也存在一条潜在连接。同样的，也存在 a 和 c 的连接，因此 b 的聚类系数也为 1，$C_b = 1$。由于节点 c 与 a，b 和 d 相连接，故节点 c 的度为 3，因此，在这三个连接中存在有 $(3-1)3/2 = 3$ 个潜在连接，分别为：(a, b)，(a, d) 和 (b, d)。但这三个潜在连接中只有一个存在，即 (a, b)，因此，c 所连接的节点之间只有 1/3 潜在连接是存在的。最后，d 仅有一个连接节点，因此，d 所连接的节点之间没有潜在连接，即 $(1-1)1/2 = 0$。如果在节点所连接的其他节点之间不存在可以相连的潜在连接，则定义该节点的聚类系数 0，因此，该网络中 $C_d = 0$。若将每个节点的聚类系数的值取平均，则得到整个网络的聚类系数均值(average clustering)，记为 $\overline{C}$。在该示例网络中，$\overline{C} = (1 + 1 + 1/3 + 0)/4 = (7/3)/4 = 7/12$，其表示，若从该网络中选择一个随机节点，则该节点所连接的节点中平均有 7/12 的连接能够相连。换句话说，若以朋友关系网为例，则该研究人群中平均有 7/12 的人彼此认识。

　　同平均路径长度一样，聚类对网络中的传染病传播具有重要的影响。假设某个体与人群中的许多个体更为亲近，该个体感染传染病(例如流感)的可能性也就更大。如图 6.4 与图 6.5 所示，这两个网络分别有一个中心节点，且中心节点与图中其他节点之间都有四个连接。在这两个网络中，中心节点都直接与它四个邻近节点的各个节点相连接。这两个网络之间的主要区别在于，图 6.5 的中心节点的朋友之间更容易成为彼此的朋友，而图 6.4 的中心节点的朋友们彼此都不是朋友。即图 6.5 是高聚类网络，图 6.4 是低聚类网络。若在距离不超过 2 的范围内计算中心节点的朋友总数，则在图 6.4 中计算所得的朋友总数将大于在图 6.5 中计算所得的朋友总数。准确来说，在距离不大于 2 的范围内，图 6.4 的中心节点可与 16 个节点连接，而图 6.5 的中心节点只与 8 个节点连接。因此，就聚类结果和节点网络大小之间的关系而言，在一定距离内，如果减少聚类数目，则会增加给定距离内的节点数(保持网络中的连接总数不变)。由此可得，低聚类能通过缩短特征路径长度从而加快传染病在网络中的传播速度。

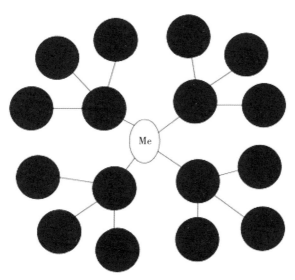

图 6.4　低聚类网络

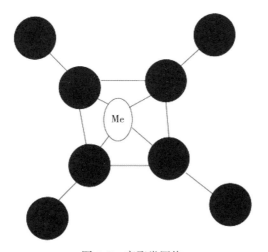

图 6.5　高聚类网络

四、中　心　性

接下来，我们将通过一组与聚类思想相关的例子引出下一个特征统计数据——中心性(centrality)。测度中心性用于确定对网络功能的意义重大。以网络中的信息传播为例，对信息的有效传播产生起重要作用的节点就是高中心性的。针对传染病传播的例子，能够使传染病在网络中迅速传播的节点就是高中心性的。倘若从公共卫生的角度出发，这些高中心性节点则需要一定程度上的人为干预(例如通过疫苗接种、隔离或是其它公共卫生干预措施)以阻止此类节点传播疾病。

第一个例子如图 6.6 所示。图中，有一个中心节点与网络中其他五个节点逐一连接，而被连接的这五个节点仅与中心节点相连。这样的网络称为"星形网络"(star network)。在星形网络中，对网络的功能影响最大的节点显然是位于网络中心的节点。如果把该节点从网络中移除，则网络中其他节点之间的连接都将消失，进而导致网络停止运作，沦为一个不存在任何连接的孤岛集合。以传染病传播为例，该类型网络意味着一种兼具好消息和坏消息的情况。坏消息是，若网络中有任何节点被感染，且它们可以感染中心节点，则被感染的中心节点中将感染网络中其他所有节点；好消息是，若从疾病传播网络中移除中心节点(如通过疫苗接种或隔离)，则整个网络中的所有人都会因此受到保护。换言之，中心节点的移除能够有效阻止传染病的传播。故该网络既能够快速地传播疾病，但也容易分崩离析。[1]

第二个例子如图 6.7 所示。图中有三个兴趣组，图的左右两侧分别有一个兴趣组，每个组里有 5 个的节点且彼此相连。因而，这两个组都是高聚类的。在这两个组中间是一个度为 2 的节点，它分别与这两个高聚类组中的一个节点连接。也就是说，该节点是这两个组之间的桥梁。

---

[1]　后文关于度分布的小节将回顾该主题。

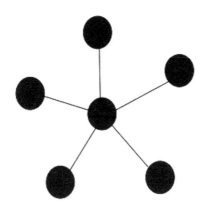

图 6.6　星形网络

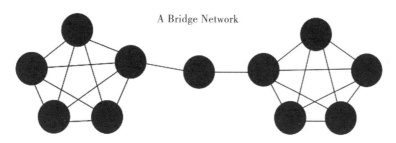

图 6.7　桥式网络

　　以传染病传播为例，假设某种疾病通过图中最左侧的节点输入该群体，若该节点被感染，则左组的所有节点可能都将被感染。它们可能会被最左侧的节点直接感染；或是最左侧的节点先感染左组中的部分节点，而后这些受感染节点再传染给左组中的剩余节点。另一方面，右组节点被感染的可能性则相对较小。确切地说，唯有在该网络中充当桥梁的中间节点先被感染，而后网络右侧的节点组才可能被感染。而只有当左侧节点组与"桥梁"连接的唯一节点被感染，这个"桥梁"才可能被感染。不妨设想某高聚类人群对某疾病具有较高的发病率。同时，另一同类型人群仅仅因为远离了初始发病群体，而使得群体中该疾病的发病率显著降低。

　　在上述例子中，图 6.7 的网络中最重要的节点就是在两组之间发挥桥梁作用的中间节点。从公共卫生的角度而言，该节点意味着最关键的疾病干预机会。例如，假设有效疫苗已被研发且可用于人体接种，则在该群体中最需要接种疫苗的就是充当桥梁的节点(个人)。若"桥梁"接种疫苗,则网络将被分解为两个彼此独立的部分。也就是说,当一个部分受感染,此时由于该部分已经丧失了感染另一部分的有效途径,故其将无法把疾病传染给另一部分。

这一概念与罗纳德·伯特(Ronald Burt)的结构洞(structural holes)理论有着密切的关联。在伯特的理论中,充当桥梁的节点或个体(与上述的网络相同)填补了网络中的结构性漏洞。他指出,填补结构性漏洞对网络信息的传播至关重要,并可能为"桥梁"带来经济收益,例如,存在一个"桥梁"联系着发明家群体与投资者群体,则该"桥梁"或将帮助一项有益于社会的新发明获得资助,进而为社会创造经济效益。

不同于上述的两个例子,第三个例子的所有网络节点都具有相同的重要性。如图6.8所示,该网络由一些度为2的节点组成。所有节点排列成一个圆,且保证每个节点的聚类系数(clustering coefficient)皆为0。在这个网络里,各个节点都是同等重要的。以疾病传播为例,如果把该网络与星型网络进行对比,则可以认为该网络的传染病传播速度较慢,而其能够提供的干预机会也较少。由于该网络中所有节点具有同等重要性,则移除某个节点与删除其他任一节点的效果是一致的,故该网络缺乏战略性干预的机会。如上所述,疾病从网络的一侧传播到另一侧需要很多步骤,因而传染病在该网络中无法迅速传播。若计算该环状网络的特征路径长度,则平均距离为节点数除以4,即$N/4$(最大距离为$N/2$,平均节点距离是该距离的一半)。

下面,我们采用一些指标对中心性的相关概念进行测度。

定义7:度中心性(degree centrality),是用节点的度来衡量的。

"度中心性"计算了兴趣节点所连接的边的数量。回顾前文可知,中心性所度量的是网络中某个节点的重要性。若节点连接着大量的边,则该节点对于网络结构通常是重要的——星型网络就是一个很好的例子。但正如以上桥式网络所示,网络中节点所连接的边的数量是无法准确判断节点的重要性的。

中心性的第二个度量指标称为边介数(betweenness),其定义如下:

定义8:设某网络有K个节点。定义该网络中的两个节点(a 和 b)之间的最短路径为G_{ab}。若节点 x 存在于最短路径G_{ab}上,则定义节点 x 的指标变量$E_{ab}^{x} =$

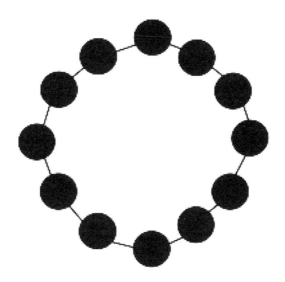

图 6.8　环状网络

1，否则 $E_{ab}^x = 0$，则节点 x 的中介中心性为 $B_x = \dfrac{\sum_{a \neq b} E_{ab}^x}{K(K-1)}$。

　　"中介中心性"，是指网络中包括兴趣节点在内的所有节点对之间最短路径的百分比。在以上示例中，星形网络的中心节点存在于网络中所有最短路径上。因此，它的中介中心性为 100%。而网络边缘的节点仅仅存在于始于或止于其自身的最短路径上，即节点 x 只存在于从节点 x 指向其他任一节点 y 或从任一节点 y 指向节点 x 的最短路径上，而不存在于网络中其他最短路径上。

　　对流行病学而言，中介中心性的重要性在于：中介中心性高的节点位于多个节点之间的短路径上。故而，若这些中介中心性高的节点接种了疫苗或改变某些行为以防其传播传染病，则传染病只能借由更长的途径以感染网络节点。若将节点从最短路径中移除，则网络中的特征路径长度变长，传染病传播的难度也将随之增大。比方说，你计划从一个小城市飞往另一个小城市，以便通过该城市中像亚特兰大这样的枢纽机场进行转机。但假设出于某种原因你无法顺利飞往亚特兰大，则此时需要进行三次转机而非两次转机才能到达目的地，由此便增加了从一个城市飞往另一个城市的难度。同理，因为疾病传播的(平均)路径更长，疾病由一个人传播给另一个人的难度也更大。

五、度　分　布

第三个特征统计数据是"度分布"(degree distribution)。回顾节点的度,其指的是与该节点连接的边的数量。若尝试绘制某个网络中所有节点的度的出现概率,则可得到一张概率分布图。若分布中的所有节点都具有同样的度(例如,所有节点的度都为5),则0到5之间的任何一处都是该分布的峰值。然而,现实中具有这样形状的分布很少,许多分布更趋近于统计学中的正态分布(或钟形分布),即观测值通常十分接近于平均值。例如,美国男性的平均身高略低于6英尺(1英尺=30.48厘米)。倘若去最近的大型(美国)机场并记录下男人的身高,记录值将可能会在平均值(6英尺)附近发生些微变动,但变化幅度不大。有时可能会有一些身高低于5英尺的人,偶尔也会有身高接近7英尺的人,但大部分人的身高都处于这两者之间。不难想象,如果此时出现一位8英尺高的男士将是件多么令人震惊的事情。正态分布的平均值展示了关于某个分布的许多信息,倘若再辅以方差,则可得知该分布的大部分重要特征。

在社会网络和联系网络中,节点的度往往有更大的差异。事实上,某些节点的度通常比总体的平均值大得多。以一般的网页为例:只有很少的链接指向人们日常访问的大多数网页。因此,人们很难通过一般网页对互联网的运作机制有一个直观的认知。事实上,大多数网页与一般网页之间很少有链接,如许多个人或小型企业的网页只有少量网页链接到它们(甚至完全没有链接);而一些具有特殊网页的匿名网站却有大量的链接指向它们,如 Google、Yahoo 和 Adobe Acrobat。同样,(无论如何定义友情)大多数人的朋友并不多——可能只有几百个。但我们可能都认识一个拥有非常多朋友的人——也许有成千上万个。这类人的朋友比一般人多得多,他们总是能知道谁正在大学校园里举办聚会,或是当你和他在餐厅吃饭时,他们总能遇见熟人。再举一个社会网络的例子——个体的性伴侣数。大多数人在一个月里可能只有少量的性伴侣,但某些人可能拥有很多性伴侣(如性工作者)。若一个网络具有这样的度分布,则称为厚尾分布(thick tailed)。对社会网络而言,厚尾分布意味着总有少数人比大多数人拥有更多的联系。因此，如果绘制一个度分布图，则会发现总有一部分人的度位于该分布的最右边。①

那么，度分布对分析社会网络有何意义？以某种性传染病为例：假设人群中有部分人拥有大量性伴侣。倘若现在有一种新的性传染病在某个地区出现，则与许多人发生亲密接触的人则更有可能感染该疾病。同时，由于他们拥有众多亲密接触者，故其也更可能把该疾病传播给其他人。因此，节点度高的节点会对发生在网络中的动态传播过程产生深远影响。网络中的超高度节点(ultra high degree nodes)，或称为枢纽(hub)，为传染病的防控带来了机遇和挑战。首先，在面对随机删除节点的情况时，拥有较大枢纽节点的网络将表现出很强的鲁棒性。仍以美国的航空旅行为例。美国15000多个机场中的大部分机场规模都很小。假设在某天，这些机场中有10个无法正常运行(可能是由于天气、维护或其他随机事件)。若这10个机场是随机选择的，则美国的每个机场将有1/1500的概率会停止运作。而像亚特兰大、芝加哥、丹佛等这样的主要枢纽成为这10个机场之一的可能性极小。因此，随机关停10个机场对美国国内航空旅行的影响微乎其微。反之，假设关停10个客流量最大的机场，例如在一天内同时关闭亚特兰大、芝加哥、达拉斯、芝加哥、洛杉矶等枢纽机场，则美国的航空运作网络将全面瘫痪。不难发现，该类型网络都拥有个别高节点度的节点，同时这些高节点度的节点连接着节点度相对较小(至少小于枢纽节点的度)的一般节点。在某种意义上，这类网络是非常稳固的，但从另一种角度而言，它们也是不堪一击的。

以传染病为例。倘若以群体免疫为目标，则随机接种传染病(例如流感)疫苗在宏观层面上或许较为低效。但是，如若优先为节点度较高或中介中心性较高的人群接种疫苗，疫苗接种就会更加有效。疫苗的优先接种与当前的公共政策是紧密相关的。每年死于流感的人有很大一部分是老年人。老年人群体是最容易受到流感危害的人群，但成为流感传播的中心枢纽的可能性很小。因此，不妨试想：比起直接为老年人接种疫苗，为更可能成为枢纽的人群(如学龄儿童)接种

① 目前所研究的大多数网络结构的度分布都具有指数性或无标度性。完整论述参见Newman 2010。

疫苗能否挽救更多老年人的生命呢?[1] 事实上，研究人员通过相关数据发现，除非疫情非常严重，否则给年轻人注射疫苗其实对老年人更有益处，即降低传染病流行程度比直接给老年人注射疫苗更为有效。[2]

在测度中心性的基础上进行疫苗分配是有前提条件的：我们必须对整个网络结构有充分的了解(如计算所有节点对之间的最短路径来测度中介中心性)。该问题的可能的解决方案是熟人免疫(acquaintance vaccination)。[3] 接种熟人疫苗是指在网络中选取一个随机节点，但被选取的第一个节点不接种疫苗；相反，选择第二个节点(该节点需与第一个节点连接)接种疫苗。事实证明，该策略与为拥有最多连接的节点接种疫苗的效果几乎相同。这种疫苗接种策略之所以如此有效，是由于节点的度影响着接种节点的选择。通过定义可知，如果一个节点具有很高的度，则说明该节点连接着许多其他节点。因此，随机选择一个随机节点的相连节点(即第二个节点)时，第二个节点的度会在很大程度上会影响选择。也就是说，一个具有高节点度的节点往往会在第二次选择节点时被选中，此类节点即上述所提的"熟人"。

当网络中具有少数高节点度的节点，则将产生另一个有趣的统计数据。在该类型网络中，几乎每个人拥有的朋友数都少于他们某些朋友拥有的朋友数。以某群体中的五个人举一个简单的例子：这五个人中的四个人有 2 个朋友，而有一个人拥有 4 个朋友。具体而言，假设 A 是 B 和 C 的朋友，B 是 A 和 C 的朋友，D 是 E 和 C 的朋友，E 是 D 和 C 的朋友，而 C 是其他四个人的朋友。A、B、D、E 拥有同等的网络地位，他们各自拥有 2 个朋友。同时，他们的两个朋友中的一个人有 2 个朋友，另一个则有 4 个朋友。因此，对这四个人的朋友而言，每人平均有 3 个朋友。另一方面，C 有 4 个朋友，且 C 的朋友每人有 2 个朋友。因此，其一般朋友拥有 2 个朋友。由此可以发现，网络中更多的人的一般朋友是比其自身拥有更多朋友的，这是当度分布的方差非零时网络所具有的一般统计特征。[4] 以某所大学的班级规模分布为例：有些大学常常声称他们的班级平均人数很少。但

---

[1] 疫苗对老年人的效果通常比对年轻人的效果差，这使得该问题更加复杂。

[2] 参见 Bansal 2006。

[3] 参见 Cohen 2003。

[4] 详细论述参见 Newman 2003。

是，当学生们去上课时却发现自己所在班级的平均学生人数远远超过了学校一开始公布的平均人数。为何会产生这样的情况？学校撒谎了吗？其实不然，这不过是统计所带来的结果。假设一所大学有 13 个班级和 100 个学生，这 100 个学生每人上 4 个班。其中，有 12 个班，每个班有 25 名学生；还有一个把这 100 个学生全部包含在内的大班级，则这所大学的平均班级人数是 $(12 \times 25 + 100)/13$，即比 30 略多一点。但是，每个学生所体验的平均班级规模是 $(3 \times 25 + 100)/4$，即超过 43 个人。[①]

根据定义，社会中朋友数高于平均水平的人比朋友数较少的人所联系的人更多。也就是说，社会网络中的许多联系将属于拥有众多朋友的个人。因此，大多数社会网络中的朋友都是朋友数量超过平均水平的人。所以，除非你是拥有最多朋友的少数人之一，否则你的朋友很可能比你拥有更多的朋友。

这为准确计算感染传染病的风险带来了潜在风险。假设一个人感染某种疾病的概率与其朋友的数量成线性关系。同时，设想你要做一个理性的计算来决定你是否应该接种某种疾病的疫苗，或者你是否应该使用避孕套以防自己感染某种性传染病。此时，若假设你的每个伙伴都有和你一样多的伙伴，则你很可能低估了你的伙伴的伴侣数，进而低估了无保护措施的性行为将带来的风险。

六、动 态 网 络

目前为止，本章的讨论均以社会互动固定不变为前提，即个体在昨天、今天和明天的发生的社会互动都是一样的。然而，在某些情况下该假设并不成立。以流感季节的流感传播为例，在流感传播期间的每一周，许多人（但不是所有人）面对的是同样的家庭、朋友、同事。但在其他情况下，社会互动会随时间发生变化。以性传染病的传播为例（例如艾滋病这类传染期比较长的传染病）。由于社会互动通常不是固定不变的，而是会随时间发生变化的，则当社会互动发生变化，发生接触的顺序与时间就成为了十分关键的要素。举个例子，传播链是有方

---

① 不幸的是，通过类似的计算可以发现人们在杂货店排队结账的平均时间比在商店结账的平均时间要长。这不是运气差，这只是统计结果。

向的，个体可能会从一个在之前某个时间点交往的伴侣那里感染某种疾病，而不会从其之后接触的伴侣那里感染该病。

这些时间因素常常给分析造成困难，故下文将通过一组简单的例子来说明动态网络（dynamic networks）的一些重要特性。同时，也将说明如何利用时间发现传染病来源和传播链。

首先，在网络图中引入一个新特征（feature）来阐述社会互动的时间。为此，需要在两个节点间的连接附近写下发生互动的时间段。如图 6.9 中的互动网络所示，图中共有 8 个节点，其中 4 个节点分别标记为 A、B、C、D。节点 A 和 B 在 1 到 5 的时间段内发生互动，节点 A 和 C 在 11 到 15 的时间段内发生互动，节点 C 和 D 在 6 到 10 的时间段内发生互动等。试想，传染病如何在该网络中传播？例如，假设节点 D 在 0 时期就感染了艾滋病，且节点 D 可以直接感染节点 B 和节点 C。注意，节点 B 不能感染网络中的其他任何人。节点 D 和节点 B 在第 11 至 15 的时间段内发生接触，而所有节点 B 的其他接触都发生在可能被节点 D 感染的时间段内。而节点 C 的情况则不相同，节点 C 和节点 D 在 6 到 10 的时间段内发生接触。如果 C 被感染，它可以在 11 至 15 的时间段内感染节点 A。但是，由于 A 其他所有的接触都发生在 A 被感染之前，故该疾病的传播就此停止。

将第一个网络与第二个网络（如图 6.10 所示）进行对比，可以发现第一个网络与第二个网络的唯一区别是：在第一个网络（图 6.9）中，节点 B 和 D 之间的接触发生在 1 到 5 的时间段内，节点 D 是最初感染的节点，且它仍与相同的两个节点有两次接触，但此时节点 D 与节点 B 的接触时间提前了。这个变动非常关键，原因有二：第一，显而易见，如果节点 D 与节点 B 更早地发生接触，从传播的时间角度而言，其将为传染病的传播提供更多的机会。同样值得关注的是，此时节点 B 与三个不同的节点同时发生接触（并发交互）。就传染病的传播而言，并发性是非常危险的。若一个人有并发交互（而不是顺序交互）且有一个人感染了，则该节点所接触的所有人都可能被感染。此外，若一个人在某个时间段接触了很多伙伴，则该时期就是其最有可能被感染的时期，且一旦被感染，该个体接触的其他人都可能感染疾病。该阐述与本章前几节讨论的网络枢纽的思想遥相呼应。并发交互的本质其实是在互动网络中创造了跨时间的枢纽节点，这对于传染病的传播是非常危险的。

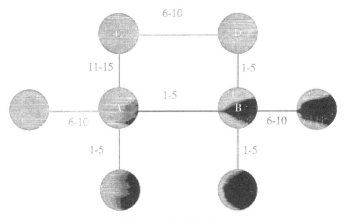

图 6.9　动态网络 1

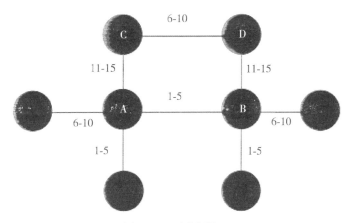

图 6.10　动态网络 2

参考文献

［1］Bansal S，Pourbohloul B，Meyers LA（2006）. A comparative analysis of influenza vaccination programs. PLoS Med 3（10）：e387. doi：10. 1371/journal. pmed. 0030387.

［2］Cohen R，Havlin S，ben-Avraham D（2003）. Efficient immunization strategies for computer networks and populations. Phys Rev Lett 91（24）：247901.

［3］Newman MEJ（2003）. Ego-centered networks and the ripple effect. Social Networks

25: 83-95.

[4] Newman MEJ (2010). Networks: an introduction. Oxford University Press, New York.

[5] Watts DJ, Strogatz S (1998). Collective dynamics of 'small-world' networks. Nature 393 (6684): 440-442 (June 1998).

第四部分　战略决策

第七章　战略性公共卫生干预

在上文有关网络互动的讨论中，我们阐明了如何利用网络理论来进行分析并干预传染病传播。一般而言，决策者会加长网络中的特征路径长度，以便通过给具有高感染程度或高介入性的个体接种疫苗来实现对传播的干预，从而降低交互网络结构传播传染病的效能。很多研究着眼于这类策略在现实世界中的应用。例如，我和菲尔·波格林（Phil Polgreen）以及阿尔贝托·塞格雷（Alberto Segre）共同研究了在分配数量有限的疫苗时，采用将疫苗优先分配给网络中具有最高感染度的个体，而非随机分配的方式，是如何大幅度限制传染病在医院的传播。① 另外，也有学者利用社会互动数据研究了不同的疫苗接种计划是如何改变流行病预计规模的。②

为做进一步分析，我们应当考虑个体可能会改变自身的行为以应对流行病的暴发及相关政策。从本质上说，个体及其行为反应是具有战略意义的。首先，我们将在决策者的角度来考虑该过程，然后思考所颁布的政策将如何改变人们的行为，以及应该期待什么样的结果。回答这些问题，可以帮助我们在面对疫情爆发时更好地理解有效的干预方式以及其他应该注意的事项。之后，我们会在第八章讨论更为复杂的建模策略，例如每个人都能掌握这些战略要素并依此行事。为此，我介绍了博弈论的一些基本要素，同时论证了这种建模有助于认识公共政策的可能结果。

个体行为具有目的性。前面的章节探讨了一些经济学的基本原理，主要阐述了个体在行动前会评价可能的边际成本和边际收益：如果边际收益大于边际成

---

① 参见 Polgreen 等，2010 年。
② 例如 Bansal 等，2006 年。

本，个体就会采取行动。第六章讨论了随着接种疫苗的人数增加，接种疫苗带来的收益会如何下降；而下一章将讨论这一原理在个体的战略行为方面是如何发挥作用的。这里所讨论的是一种个体间的边际收益可能存在差异的情况，而这些差异是如何左右个体对政策的不同解读的呢？值得注意的是，除了接种疫苗，但也存在其他策略可以用来预防疾病的感染与传播。

1. 风险差异

假设在一个结构不规则的、异质的互动网络中构建一组个体，每个个体在这个网络中都占据一个独特的位置。在这一互动网络中，个体在感染程度和中心性两个维度上均存在差异。因此个体的感染率和在社会中可能造成的边缘感染①也有所不同。

在某些情况下，这可能使社会政策陷入进退两难的境地。回顾前文可知，传染病的社会政策的主要目标在于防止继发性感染以控制疫情，使其不超过流行阈值。本质上讲，你可以将所有人按照其感染风险和造成的边际感染的乘积排列成表，决策者可以从表中找到低于边际成本的乘积（提供疫苗接种的边际收益），并为超过这一临界值的所有人接种疫苗。值得注意的是，这一问题是有条件的（假设边际成本为正），因为一旦达到群体免疫，额外接种疫苗的边际收益等于零。

一方面，个人最关心的问题是自己是否会被感染；②另一方面，决策者要关心其他个体所造成的边际感染。这种差异有时会给决策者带来压力，这种压力可以通过以下例子来呈现。假设网络的互动结构如下：那些感染风险最大的人（最有可能受感染的人）所造成的边际感染数量是最少的，而那些感染风险最小的人所造成的边际感染数量是最多的。概言之，感染风险与产生的边际感染数量呈负相关。

现在，让我们考虑一下个人决策与社会效率的结果相比会如何。在上述

---

①　回顾前文对边际感染的定义，即个人在流行病暴发中造成的额外感染。

②　当然，个人也关心家人和朋友是否感染了病毒，但从总体上看，假设大多数人主要担心的是与他们关系密切的一小部分人的相关风险，当然这一假设并不牵强。

情况下，最有可能选择接种疫苗的人(那些感染风险最大的人)却是决策者最不关心的人，因为每支疫苗可以预防的边际感染人数很少。在此情况下，决策者需要为边际感染程度极高的个体提供奖励措施，否则他们不会选择接种疫苗。

第二个例子假设感染风险和边际感染呈正相关。在这种情况下，感染风险有利于决策者。选择接种疫苗的个体也是决策者希望其接种的人，如此一来决策者的工作就容易很多，因为决策者的优先列表与个体决策是相一致的。这样决策者剩下的问题就只是发放适当的补贴(如果确实有必要的话)，以便让足够多的关键个体(就边际感染而言)接种疫苗。为了确定优先列表的正确顺序而需要设定补贴，但个体决策的顺序其实与决策者的优先列表是吻合的。

如此，不妨结合对社会互动的了解，思考上述两种情况中的哪一种更有可能发生。幸运的是，网络结构总是利于决策者的。前文提到，促进流行病传播的重要因素包括特征路径长度(在宏观层面)和中介中心性(在个体层面)。此外，回顾上文关于感染程度分布的讨论，如果某人有较高的感染度，那么在大多数交互结构中，他(她)也可能具有较高的中介中心性，这就使其既有很高的感染风险，也有很大可能性将疾病传染给他人。当然，也存在一些例外，比如桥式网络的例子，因为创造桥梁的个体感染程度低而中介中心性高，所以他不太可能受感染，不过一旦感染，就会传播给更多的人。因此，细节决定成败，但情况通常是有利于决策者的，因为决策者的行动与个人决策是一致的。

在另外一些情况中，决策者的优势较小，其中之一便是在校学生，他们通常是传染病互动网络的枢纽。这些学生通常来自城镇的不同社区，在上学时大规模群聚，放学后回家。设想一个普通中学生每天要上6节课，每节课与20个不同的同学互动(可能有一些是重复的学生)，那么他们与至少120人发生过近距离接触。不仅如此，他们还会在走廊、餐厅和学校的其他公共区域接触到更多的人。然后，这些学生回家后便和父母及其他家庭成员发生接触(家庭成员中可能还有在其他学校的学生，同时也与上百名学生有接触)。可以看出，这种状况为传染病的传播提供了绝佳的温床。

因此，在疫情严重时(譬如2008—2009年甲型H1N1流感疫情)①，建议学校停课。这样可以切断学生之间及其从学校到家庭的传播。然而，正如经济学家乔希·爱泼斯坦(Josh Epstein)等人所说的那样，这种做法也存在风险。如果例子中的所有中学生都不去上学，而是去看电影或在当地商场"闲逛一天"，那该怎么办？或者比较好学的年轻人也可能会去当地的图书馆。事实上，在之前H1N1疫情期间，这便是纽约学校停课时所观察到的情况。② 在这种情况下，疾病的传播动态可能比让孩子去上学更糟糕，或者就算没有变得更糟，也很可能会严重削弱停课带来的好处。此外，虽然许多中学生有足够的自理能力，能够独自在家，但年龄较小的孩子可能需要有人照看，这可能会导致孩子被带去父母的工作单位，或者托管在如日托机构之类的人群混杂场所。这同样可能会让停课这一疫情控制手段带来比较负面的影响。③

出于好意而制定的疫情防控政策，也可能会带来一些意想不到的后果。接下来，我们将用另一个类似的例子来说明政策所引起的反响同样有好有坏。

2. 风险承受能力差异

不同个体面对感染风险时存在不同反应。为此，本书将引入经济学中风险规避的概念。首先，假设你有两个选择，选项分别为乐透1和乐透2。如果选择乐透1，你一定能得到5万美元；而选择乐透2的话，你有50%的概率得到10万美元，有50%的概率什么也没有。请注意，每个乐透的期望值都是相同的。你会选择哪种？面对这个问题时，大多数人会选择乐透1，因为收益是肯定的。经济学家认为，当个体倾向于乐透1的确定性而非乐透2的风险性，个体就表现出风险规避(risk aversion)。相反，如果倾向于乐透2，则表现为风险偏好(risk loving)。而如果个体对两种选择没有偏好，就是风险中性(risk neutral)。

---

① 当然，个人也关心家人和朋友是否感染了病毒，但从总体上看，假设大多数人主要担心的是与他们关系密切的一小部分人的风险，并且这种假设并不牵强。

② 因流感关闭学校未能使学生留在家中(Bosman, 2009)。

③ 与此有关的另一个有趣的问题是，停课所造成的巨大经济后果很大程度上与父母(其中一些是医院急需的医护人员)有关，而父母必须下班待在家照顾孩子。有关这些影响的估计，请参见Lempel等，2009。

　　大多数人都会表现出一定程度的规避风险趋向。风险规避体现出个人效用函数的特征为凹函数。① 图 7.1 的效用函数与风险规避以及乐透 1 优先于乐透 2 的偏好相一致。

　　图 7.1 中绘制了不同金额的效用。例如，5 万美元的效用为 40。随着金钱数额的增加（减少），效用数值随之增加（减少）。就乐透 2 的例子而言，10 万美元的效用为 50，而 0 美元的效用为 0。现在我们测算和对比一下两种乐透的效用：选择乐透 1 肯定会得到 5 万美元，所以乐透 1 的效用较容易计算，即 5 万美元所对应的效用 40；选择乐透 2，有 50% 的概率效用为 0（0 美元），还有 50% 的概率效用为 50（10 万美元），因此乐透 2 的期望效用计算为 $(1/2)0 + (1/2)50 = 25$。乐透 2 的效用显然低于乐透 1，因此该效用函数与风险规避是不矛盾的。图 7.1 为此示例的效用函数。

　　那么，这个效用函数是如何带来避险选择的呢？需要注意的是，示例效用函数虽然总体呈上升趋势，但渐趋平缓。用数学术语表达凹函数的性质，即 $\dfrac{dU}{dx} > 0$，$\dfrac{d^2U}{dx^2} < 0$，自变量的加权平均值位于凹函数曲线的下方。就上文乐透的案例而言，相比乐透本身而言，人们更在意乐透的确定程度（与风险规避一致）。效用函数的这些性质与边际效用递减的概念也相吻合。这一经济学的基础理论告诉我们，当不断得到一样东西且超过一定限度时，每单位的效用增量将会递减，就好比第四块披萨一定不如第一块来的好吃。

　　此外，我们还可以比较个体表现出的风险规避程度的差异。为了更好地理解这一点，假定某个体的效用呈线性（指所有消费单位带来的效用变化均恒定不变），如 $U(x) = x$ 是具有此种性质的线性效用函数。在这种情况下，该个体就不会在乐透本身和算上确定程度的期望效用之间有所偏好，这便是上文提到的风险中性的概念。将此示例与前一个示例进行比较，就可以看出风险规避的概念与效用函数的曲率有关。曲率越大意味着个人对风险的规避程度越高；反之，曲率越小（更接近于线性）则意味着个人对风险的规避程度越低。因此，在其他条件均

---

　　① 效用函数是一个简单的函数，它表示从消费选择中得到的总效用。

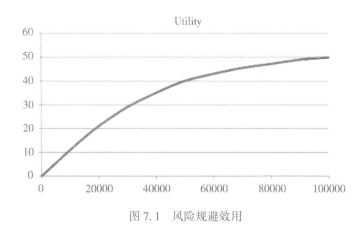

图 7.1 风险规避效用

相同的情况下，效用函数趋于平缓的速度越快，边际效用下降得也会越快。例如，两个效用函数：$U(x) = x^{1/2}$ 和 $U(x) = x^{1/3}$，如图 7.2 所示，与前者相比，后者表现出的风险规避程度更高，这两个效用函数的边际效用分别是 $\frac{1}{2}x^{-1/2}$ 和 $\frac{1}{3}x^{-2/3}$。如图 7.3 所示，若效用函数表现出的的风险规避程度更高，则其边际效用下降得更快。

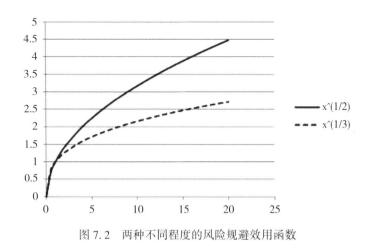

图 7.2 两种不同程度的风险规避效用函数

现在思考一下，不同个体在面临感染的风险时会采取何种行动？简单起见，这里选用性传染病为例，即每次接触感染的概率恒定，也就是接触加倍就会导致感染风险也加倍。假设个体能够平衡边际成本和边际收益之间的关系，这就意味着风险规避程度高的个体的性接触会少于风险规避程度低的个体。如图 7.3 所示，风险规避程度越高的个体的性接触量会越低，那么这类人的边际效用就会降到边际成本以下。具体而言，对于上文案例中固定边际成本为 0.15 的效用函数而言，风险规避程度较高的人会和约 3 人发生性接触，而风险规避程度较低的人则会和大约 12 个人发生性接触。

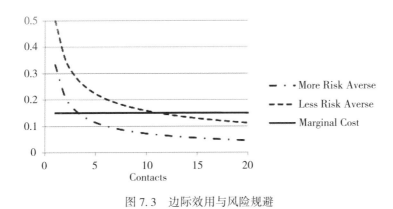

图 7.3 边际效用与风险规避

3. 针对性干预

接下来，假设决策者通过干预和减少接触人数来阻止传染病在人群中的传播。假定人群可分为两组：风险规避者和非风险规避者。决策者首先提醒人们注意新的性传染病，而后人们对此做出不同反应。非风险规避者会忽视警告，而风险规避者则会减少与他人的接触。

建立一个简单的模型，假设风险规避者有 γ_A 次接触，非风险规避者有 γ_N 次接触，$\gamma_N > \gamma_A$，且所有人随机配对。具体来说，假设每个非风险规避者在一个时间段内（如一年或一月）去某个群居场所，并随机地与他人配对 γ_N 次。风险规避者也如此，但每个周期只有 γ_A 次。假设风险规避者和非风险规避者数量分别为 N_A 和 N_N，这样即可算出群体中每个周期的总接触次数为 $N_A * \gamma_A + N_N * \gamma_N$。其中，与规避风险者接触的比例是 $(N_A * \gamma_A)/(N_A * \gamma_A + N_N * \gamma_N)$，与非风险规避者接触的比例是 $(N_N * \gamma_N)/(N_A * \gamma_A + N_N * \gamma_N)$。如果加上传播率 α 以及每组的初始感染者，那么就可以写出简单的 SI 型传染病模型。接下来，作进一步假设：拥有大量接触次数的风险规避者只占总人口的少数。[1]

为模型假定以下参数：$N_N = 1,000$，$N_A = 10,000$，$\gamma_N = 10$，$\alpha = 0.001$。将模型初始化为：当周期为0，两组各有一名感染者。假设 γ_A 的变化范围在 10 和 0 之间。10 表示两组之间没有区别，0 表示决策者已说服风险规避人群放弃一切接触(这里需要再一次说明的是，假设非风险规避者不会受到决策者警告的影响)。设置好以上参数后，经过 1000 个周期，感染人口比例如表 7.1 所示。

表 7.1　　　　　　　　　　　　　　被感染的人口比例

γ_A	Total	Risk averse	Non risk averse
10	0.795	0.795	0.795
6.0	0.133	0.126	0.202
5.0	0.072	0.066	0.129
4.0	0.041	0.037	0.090
3.0	0.027	0.023	0.073
2.0	0.002	0.017	0.084
1.0	0.037	0.022	0.196
0.5	0.074	0.033	0.485
0.0	0.087	0.000	0.956

最有趣的是，随着风险规避人群的接触次数减少，感染率的函数变化并非均质的。当 $\gamma_A = 10$，与非风险规避人群的接触次数相当时，两组和总体的感染率都非常高。随着 γ_A 不断减少，最初两组感染者的比例都大幅下降。而后，感染开始集中于非风险规避人群。最后，γ_A 降低到一定程度时，人群中的大多数接触者都是高危个体，这就引发了感染动态的转变：不同的高危人群中充当枢纽的个体开始发生互动，进而导致非风险规避群体感染比例的增长。而且，由于非风险

---

① 这个模型的基本结构来自 Kremer，1998。

规避群体中感染者数量的增多，风险规避群体的感染比例也开始攀升（注意 γ_A 从 2 开始减少到 1.0、0.5 和 0.0 时的变化）。

这个例子给我们两点启发：第一，不同群体之间的互动对于传染病的传播是非常危险的（正如前文互动网络一章所述）；第二，决策者需要预测人们对政策可能做出的不同反应。在这个例子中，公开警告可能会带来危害。例如，假设现状的 γ_A 值为 2.0，如果公开警告使 γ_A 降至 0.5 或 0.0，就会对整体造成负面影响；相反，针对特定人群（如高危人群）制定公共政策产生的效果可能更好。具体而言，如果当 $\gamma_A = 2$、γ_N 降至 9 时，所有群体的感染比例均会显著降低。但是，如上所述，如果将该水平的 γ_A 降低 1 就会增加所有群体的感染比例。

参考文献

[1] Bansal S, Pourbohloul B, Meyers LA (2006). A comparative analysis of influenza vaccination programs. PLoS Med 3 (10)：e387. doi：10.1371/journal. pmed. 0030387.

[2] Bosman J (2009). New York Times, 20 May 20 2009. http：//www. nytimes. com/ 2009/05/21/nyregion/21kids. html.

[3] Earn DJD, He D, Loeb MB, Fonseca K, Lee BE, Dushoff J (2012). Effects of school closure on incidence of pandemic influenza in Alberta, Canada. Ann Inter Med 156(3)：173-181 (February 2012).

[4] Kremer M (1998). AIDS：the economic rationale for public intervention. In：Ainsworth M, Fransen L, Over M (eds) Confronting AIDS：evidence from the developing world. The European Commission and the World Bank, Brussels.

[5] Lempel H, Epstein JM, Hammond RA (2009). Economic cost and health care workforce effects of school closures in the U. S. PLOSCurr. Influenza (October 2009).

[6] Polgreen PM, Tassier T, Pemmaraju S, Segre AM (2010). Using social networks to prioritize vaccination strategies for healthcare workers. Infect Control Hosp Epidemiol 31(9)：893-900.

第八章　个人战略决策

本章我们将转向对个人战略决策问题的讨论，例如个体是否需要通过接种疫苗来预防某种传染病？或者更进一步，别人的行为是如何影响我的决定的？要回答这些问题，首先需要对博弈论(战略互动理论)进行简要介绍。

一、博弈论简介

博弈论是一门研究战略互动的学科，经常被应用于商业、经济学、政治学和政策建模等方面。一般来说，博弈包含着策略设定，即博弈结果不仅取决于个体自身的策略选择，还取决于其他社会成员的选择。例如，购买刮刮乐的输赢并不会构成博弈，但扑克游戏则存在博弈。在购买刮刮乐时，你的赢利只取决于是否购买刮刮乐，而玩扑克的赢利不仅取决于你的赌注和决定，还取决于其他人的赌注和决定。

一般而言，博弈由四个要素组成：局中人(players)、规则(rules)、结果(outcomes)和损益(payoffs)。局中人是战略环境中的参与者和决策者，可以是单个人，也可以是一组人(如团队、机构、政治团体)；博弈规则定义了互动是如何发生的，其中包括时间、可行决策等要素；局中人的决策和博弈规则共同导致了博弈结果，博弈结果包括获胜、失败、也可能出现其他情况；损益是博弈结果下的某种利益倾向，在经济学中，通常用效用函数来表述损益。

博弈有多种类型，主要可以分为两大类：同时博弈(simultaneous games)和序贯博弈(sequential games)。在同时博弈中，局中人同时或在同一时间段内做出决定，例如许多体育比赛都是同时博弈。在序贯博弈中，参与者轮流做决定，类似跳棋、国际象棋等棋盘游戏都是序贯博弈。有些博弈是上述两种博弈类型的结合，比如在网球比赛中，球员的动作在发球和接球之间轮换，但在每个时间点上都有许多动作和决定同时发生。

本书主要讨论的是"同时博弈"。例如，在流感季节来临之前，每个人都必须决定是否接种疫苗，虽然人们做决定的时间点可能会略有不同，但假设所有决定都是在流感季节开始前就已经完成（当然，有些人可能会等到流感开始传播后，根据当年疫情的严重程度再做出决定，但是本书的模型不考虑这种情况）。

每个局中人都必须选择一种策略，用以解释其在博弈中所要做出的所有动作或决定。或者，更正式地说，博弈策略是一套完整的"相机行动方案"（contingent plan of action），用于说明如何进行博弈。例如广受欢迎的儿童游戏——井字游戏，开始时的游戏策略可能会是这样的：如果由我先下，我就下在中央；如果我的对手跟着在角位落子，那么我就要在对角位落子，如果我的对手……重要的是，每个策略都呈现了参与者在博弈中的每个可能阶段要做什么。博弈论者经常用代理测试（proxy test）来检验某个策略是否完全可行。代理测试的工作机制如下：首先，根据已经发生的情况，写下你在博弈的每个时间段将要做什么，然后把写下的内容交给代理人。对于任何可能发生的情况，如果代理人可以完全按照所写的内容进行博弈，那么你所写的就是一个策略。但如果代理人需要问你，在某一种情况下他应该怎么做，那么这就不是一套完整的"相机行动方案"，这还不是一个策略。

一旦确定了某种策略，就可以开始分析简单的同时博弈。假设有两个博弈者参与互动，并且每个参与者都有两个可用的策略。参与者 1 的两个策略记为 x_1 和 y_1，参与者 2 的两个策略记为 x_2 和 y_2。通常用正规式（normal form）来表示这种结构的博弈，如图 8.1 所示：

		Player 2	
		x_2	y_2
Player 1	x_1	a, a	b, c
	y_1	c, b	d, d

图 8.1

每个参与者均在无法确知对方选择何种策略的情况下，选择策略 x_i 或 y_i。一旦参与者确定了某种策略，博弈的结果和损益就会与上图框中所列数字相对应。在框中所列的数值中，逗号前的数字是参与者 1 的损益，逗号后的数字是参与者 2 的损益。例如，如果博弈者 1 选择策略 y_1，博弈者 2 选择策略 y_2，那么损益就对应右下角文字框的内容，即 d，d。此时，每位参与者的效用损益均为 d（d 为某个数值）。假设另一种情况：如果参与者 1 选择策略 x_1，参与者 2 选择策略 y_2，那么参与者 1 的损益为 b，参与者 2 的损益为 c。

如果参与者采用某种策略所获的收益至少能与其他任一策略所带来的收益持平，那么其所采用的这个策略就是应对对方策略的最佳对策。

定义 9：s_i 表示博弈者 i 选定的策略，s_i' 表示博弈者 i 可选用的策略集合中的某个策略，S_{-i} 表示除了 i 以外的所有 i 的对手们的策略。如果博弈者 i 选定策略 s_i 后所组成的某个策略组合 (s_i, S_{-i})，其收益 $\pi(s_i, S_{-i})$ 均不小于博弈者 i 采取其他任何策略带来的收益，也即对于博弈者 i 可选用的策略集合中的任意博弈策略 s_i'，均有 $\pi(s_i, S_{-i}) \geqslant \pi(s_i', S_{-i})$，那么博弈者 i 采取的策略 s_i，都是对其余对手策略 S_{-i} 的最佳对策。

通常我们采用纳什均衡（Nash equilibrium）的概念来分析诸如此类的战略情况。

定义 10：当博弈者 i 采取的某个策略是其余所有博弈者策略组合的最佳对策时，也即对于博弈者集合中的任意博弈者 i、博弈者 i 策略集合中的任意策略 s_i'，均有 $\pi(s_i, S_{-i}) \geqslant \pi(s_i', S_{-i})$，这就是多人博弈中的纳什均衡。

纳什均衡概念的中心思想是，由于局中每个博弈者都不可能因为单方面改变自己的策略而增加收益，故而每一个理性的参与者都不会独自改变策略。因此，纳什均衡是策略空间系统中的一个静止点。

我们可以根据纳什均衡博弈的类型来对简单博弈进行分类。在某些博弈中，当每一位参与者都选择了各自的占优策略（dominant strategy）时，相应的博弈结果就是占优策略均衡，这种类型的博弈示例如图 8.2 所示：

Player 2

		x_2	y_2
Player 1	x_1	0, 0	1, 2
	y_1	2, 1	2, 2

图 8.2

在这个博弈中，对于每个博弈者 i，策略 y_i 总是比策略 x_i 更好，由此得到的纳什均衡是 y_1，y_2。值得注意的是，与其他可能的结果相比，这种情况下的纳什均衡收益是很大的。但是，情况也并不总是如此，如图 8.3 所示：

Player 2

		x_2	y_2
Player 1	x_1	4, 4	1, 5
	y_1	5, 1	2, 2

图 8.3

在博弈中，不论对手选取何种策略，策略 y 总是每位博弈者的最佳对策，所以这种情况下的纳什均衡点也为 y_1，y_2，相应的收益为 2，2。相对于策略组合 x_1，x_2 的收益 4，4 来说，个体理性下的占优策略纳什均衡收益看上去似乎很小。但请注意，如果博弈者试图通过协调合作的方式达到双方收益都为 4 的博弈结果，那么每个博弈者都会有偏离之前策略的动机。这是因为，如果博弈者 1 采取策略 x_1，博弈者 2 就会想采取策略 y_2（收益值为 5），而不是采取策略 y_1（收益值仅为 4）。因此，博弈中的战略互动有时会导致乍看之下的次优结果。①

在其他类型的博弈中，参与者可能并没有占优策略，其最佳策略取决于另一名博弈者的策略。这种简单的博弈如图 8.4 所示：

---

① 更多关于这类博弈的讨论，可以参考经济学或博弈论教科书中关于"囚徒困境"的讨论。

Player 2

Player 1		x_2	y_2
	x_1	1, 1	0, 0
	y_1	0, 0	1, 1

图 8.4

在此局中，每位博弈者都想与对手的策略相匹配，即若博弈者 1 采取策略 x_1，则博弈者 2 的最佳对策是 x_2；若博弈者 1 采取策略 y_1，则博弈者 2 的最佳对策是 y_2。博弈者 1 的两个最佳对策对博弈者 1 具有相同的激励作用，也就是说这里存在两个纯策略纳什均衡点，分别是 x_1，x_2 和 y_1，y_2。

在博弈中也存在"混合策略（mixed strategy）"的纳什均衡情况。混合策略是对博弈中每种可能的策略进行概率加权。例如，博弈者 1 采取策略 x_1 的概率是 75%，采取策略 y_1 的概率为 25%。若博弈者采取混合策略，则此博弈将存在另一种纳什均衡。

我们首先进行比较直观的操作，再用更为正式的方法来寻找混合策略的纳什均衡点。假设博弈者 2 采取策略 x_2、y_2 的概率均为 50%，那么博弈者 1 的最佳对策是什么呢？要回答这个问题，需计算博弈者 1 可采取的每种策略的期望收益。假设博弈者 1 选择策略 x_1，一方面，博弈者 2 有 50% 的可能性会选择策略 x_2，则博弈者 1 将获得收益 1；另一方面，博弈者 2 也会有 50% 的可能性选择策略 y_2，则博弈者 1 将获得收益 0。因此，对于博弈者 2 的 50—50 的混合策略，策略 x_1 的期望收益是 $(1/2)1 + (1/2)0 = 1/2$。同样，对策略 y_1 进行类似的计算也会得到期望收益为 1/2。也就是说，当博弈者 2 选定 x_2 和 y_2 50—50 混合策略后，通过计算博弈者 1 采取其他类型的混合策略（例如 75% x_1，25% y_1 或 20% x_1，80% y_1），可以发现其结果均为 1/2，所以博弈者 1 在策略 x_1 和 y_1 之间无差异（不论博弈者 1 采取何种混合策略权重分布，两种策略的期望收益均相等）。换句话说，博弈者 2 采取 50% x_2，50% y_2 的混合策略，使得博弈者 1 可采取的任何纯策略或混合策略彼此之间无差异。现在假设博弈者 1 也选择 50—50 混合策略，对博弈者 2 进行与前文博弈者 1 相同的计算，可以发现博弈者 2 可采取的任何策略(纯策略或混合策略)之间同样也是无差异的。因此，当博弈双方都采取 50—50 的混合策略时，由于没有一个参与者有偏离原先策略的动机，这就是一个纳什均衡。

也就是说，在上述混合策略纳什均衡的情况下，某个博弈者选定的某种策略使其对手选择何种策略都无差异。定义 $E(\pi_i \mid s_i, s_j)$ 为博弈者 i 为应对策略 s_j 所采取对策 s_i 的期望收益值。通过采取策略 s_i，可以达到混合策略纳什均衡，也即：对任意的 s_i，s_j，$E(\pi_i \mid s_i, s_j) = E(\pi_i \mid s'_i, s_j)$。

在上文的博弈中，将采取策略 x_2 的概率定义为 p，那么采取策略 y_2 的概率即为 $1-p$，且 p 的取值区间为 $[0, 1]$，这就定义了博弈者 2 的混合策略博弈。从博弈者 1 开始分析，采取策略 x_1 的预期收益为：

$$E(\pi_1 \mid x_1, p) = 1 * p + 0 * (1 - p)$$

采取策略 y_1 的预期收益为：

$$E(\pi_1 \mid y_1, p) = 0 * p + 1 * (1 - p)$$

如果将这两个期望值设为彼此相等然后求解 p，求得的这个概率 p 使得博弈者 1 在所有可用的混合策略或纯策略之间没有区别，那么这个 p 值就是博弈者 2 的纳什均衡混合策略。我们很容易得出，$p = 1/2$ 满足该方程式。现在，对博弈者 2 做同样的计算，可以发现博弈者 1 的纳什均衡混合策略也是 1/2。下文将用这种方法来解决一个策略性"疫苗接种博弈"的纳什均衡问题。

本节最后一个博弈案例如图 8.5 所示：

		Player 2	
		x_2	y_2
Player 1	x_1	1, 0	0, 1
	y_1	0, 1	1, 0

图 8.5

乍看之下，这个博弈似乎与前文的示例类似，但仔细观察就会发现，在这场博弈中并不存在纯策略纳什均衡。博弈者 1 想要通过"匹配"博弈者 2 的策略以获得收益(当博弈者 2 采取策略 x 时博弈者 1 对应采取策略 x；当博弈者 2 采取策略 y 时对应采取策略 y)，但博弈者 2 却想采取与博弈者 1 相反的策略(当博弈者 1 采取策略 y 时博弈者 2 采取策略 x，当博弈者 1 采取策略 x 时，采取策略 y)。因此，博弈者的任何纯策略组合都会让其他博弈者想要偏离策略。所以，要想达到纳什均衡点只能采取混合策略。使用上述方法可以验证混合策略纳什均衡是否使每个博弈者在每个可用策略之间平均混合(即每个策略占 50% 的权重)。显然，这里所给出的每个混合策略的示例，最后均产生了各策略权重相等的混合策略纳什均衡。但实际情况并不总是如此，因为具体的纳什均衡混合策略取决于所有可用策略的损益，尽管上述例子最后产生的是相同权重的纳什均衡，但当损益为其他值时又会产生其他非相同权重的纳什均衡。

二、疫苗接种博弈

接下来，我们就用博弈论来分析公共卫生状况。正如前文所述，许多要素和诱因影响着个体是否接种疫苗以预防传染病。疫苗接种显然是一种防止个体感染的保护措施，但接种疫苗是要付出一定成本的，该成本可能是直接的货币成本也可能是时间成本。如果当你正在接种流感疫苗时，你就不能同时在剧院看演出，或者做其他任何除接种疫苗外想做的事。此外，假设其他所有人都接种了流感疫苗，那么你自己就没有必要接种疫苗了(你会因群体免疫而受到保护)。从一个更基本或更现实的层面来讲，严格地说，即便不是每个人都接种了疫苗，你也会因为更多的人接种了疫苗而得到更大保护。而且，从自身角度来看，由于疫苗价格昂贵，你希望除你以外的其他人去承担这些金钱、时间成本。换句话说，你希望其他人都去接种疫苗，这样自己就不必接种疫苗了。因此，接种疫苗具有上述博弈的所有要素：每种策略(是否接种疫苗)的收益、产生收益的净成本以及你所选策略的损益皆取决于其他人的选择。显然，如果其他人接种了疫苗，你不接种疫苗的收益就会增加。

思考下面这类博弈(如图 8.6 所示)：

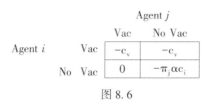

图 8.6

这个博弈使用的符号与上文略有不同。具体而言，每种策略组合在每局中只产生一个收益。为了描述这种博弈，以互动网络中的一个群体为例，如果此群体中的某个人受到感染，并且另一个人是易感者，那么这两个个体的接触就可能导致传染病的传播。假设所有接触都是无定向的，那么个体每接触一个人都会与此人进行一次博弈。因此如果个体 i 在互动网络中有 k_i 次接触，则其参与了 k_i 次博弈。但是，代理人在这 k_i 次博弈中只能选择同一种策略，也就是说她不能在某些博弈中选择接种疫苗，而在另一些博弈中选择不接种疫苗。假设所有的疫苗接种都是完全有效的，[1] 如果某人选择接种疫苗，那么对她来说，她的损益就是接种疫苗的费用：$-c_v$，她的损益与她所接触的其他人是否接种疫苗的策略选择无关。如果她选择不接种疫苗，那么她的损益则会取决于她所接触的其他所有人的策略选择（每个人的策略选择共同决定了疫情的规模和受到感染的可能性）。假设个体 i 与博弈代理人 j 只发生一次接触。当个体 i 选择不接种疫苗时，具体损益有以下两种：如果个体 j 选择接种疫苗，那么个体 i 就不会受到感染，相应的损益为 0；另一种情况是，如果个体 j 选择不接种疫苗，j 受到感染的概率为 π_j，以传播率 α 传染给个体 i，个体 i 受到感染后的成本为 c_i，那么个体 i 的损益就是以上三项的乘积。很明显，个体 j 受到感染的概率 π_j 直接或间接地取决于互动网络中其他所有博弈代理人的选择。

在展开分析之前，先做一下简化：假设只有两个博弈者 i 和 j，需要找出两者的最佳策略。首先，假设个体 j 接种了疫苗，因为 $0 > -c_v$，所以 i 的最佳对策是选择不接种疫苗。相反，如果 j 选择不接种疫苗，i 的最佳对策则取决于受感染的风险、感染疾病的成本和疫苗的成本。具体来说，如果 $-c_v > -\pi_j\alpha c_i$，则个

---

[1]　这是一个用附加参数衡量疫苗效力的简单扩展，但这并不增加结果的一般价值。

体 i 会选择接种疫苗。去掉负号后，如果 $c_v < \pi_j \alpha c_i$，则 i 应该选择接种疫苗；如果 $c_v > \pi_j \alpha c_i$，则 i 应该选择不接种疫苗；如果式子左右两边相等，那么是否接种疫苗并无差异。

如果假定这个博弈是对称的（个体 i 和个体 j 除了标号之外，两者没有任何区别），不妨研究一下这类博弈中的纳什均衡。在对称的情况下，研究 j 的最佳对策的方法应遵循上文对 i 的分析，相当于只是 i 和 j 代称互换。接下来开始研究对称纳什均衡的可能策略组合，所谓对称，即所有的博弈代理人都采取相同的策略。直观来看，如果博弈双方都选择接种疫苗，那么将不会达到纳什均衡。就像群体免疫的概念一样——如果你接触的每个人都受到保护，即使你没有接种疫苗，你也会受到保护。但是，也存在另一种情况，即如果博弈双方都选择不接种疫苗，那么每个博弈者的损益均为 $-\pi_j \alpha c_i$。上文已经讨论过，如果 $c_v > \pi_j \alpha c_i$，那么不接种疫苗的策略选择是双方各自的最佳对策，此时的策略组合即为纳什均衡点，这种均衡意味着与受感染的风险和成本的乘积相比，疫苗接种的成本过高。从本质上看，受感染的风险和接种疫苗的费用并不能决定是否应该接种疫苗。

接下来是对非对称纳什均衡的分析。在这种均衡中，一个人选择接种疫苗，另一个人选择不接种，假定 i 是选择要接种疫苗的人。如果 i 接种了疫苗，则不接种疫苗是 j 的最佳对策。那么问题来了，i 选择什么时候接种疫苗才是对 j 不接种疫苗的最佳对策呢？如前文所述，作为最佳对策，应有 $-c_v > -\pi_j \alpha c_i$，$c_v < \pi_j \alpha c_i$ 成立。若 i 和 j 的符号互换（i 不接种疫苗，j 接种疫苗），其同样是纳什均衡。有了满足以上条件的损益，博弈就变成了一个协调博弈，这类博弈中的纳什均衡策略组合是每个博弈者都选择与对手相反的策略，即有两个纳什均衡点（i 不接种、j 接种；j 不接种、i 接种），所以存在混合策略纳什均衡。当任一博弈者选定某个权重的疫苗接种策略使其对手的可用策略之间无差异，就会出现混合策略纳什均衡。设个体 j 选择接种疫苗的概率为 p_j，那么个体 i 两个策略的期望收益分别为：

$$E(Vac) = -c_v \text{ 和}$$

$$E(NoVae) = 0p_j - (1 - p_j)\pi_j \alpha c_i$$

设这两个期望收益相等，解得 $p_j = 1 - \dfrac{c_v}{\pi_j \alpha c_i}$，则概率 p_j 就是使 i 的可选策略之间无差异的 j 的策略权重。同样，由于每个人的损益值是相等的，这也是使个体 j 的可选策略之间无差异的混合策略权重。因此，这个混合策略纳什均衡有如下关系：$p_i = 1 - \dfrac{c_v}{\pi_i \alpha c_j}$ 和 $p_j = 1 - \dfrac{c_v}{\pi_i \alpha c_j}$。

接下来，让我们将这一结果推广到多个个体。同样，为了简单起见，假设包括 π_j 在内的决定博弈者损益值的所有要素都是相同的，那么所有人受感染的可能性就会相同。由此可得，个体之间的互动网络也必须是对称的或统一的（例如，在上一章讨论的环状网络或者说均匀随机网络中，每对博弈代理人以相同的独立概率发生接触）。基于以上假设，如果不接种疫苗，那么感染的风险为 $\pi_i = \pi_i \alpha$。此外，再假设每个人都有相同的接触次数，也就是说参加相同次数的博弈。当个体数量增加时，可以多次重复上述相同的分析。需要排除一种混乱的均衡：上文的一组损益导致了两个博弈者之间的协调博弈，在实际生活中，个体之间可以直接就是否接种疫苗的问题进行协调沟通。但问题的关键是，由于没有接种疫苗的个体收益为 0，另一个人是负收益 c_v（尽管这个值大于选择不接种疫苗的收益值），所以每个人都想成为可以不接种疫苗的人。如果此疫苗是类似于每年都得接种一次的流感疫苗，即个体 i 可以在今年接种疫苗，个体 j 可以在明年接种，这样一来每个人的年平均损益是相等的，那么是否接种疫苗的问题就迎刃而解了。但如果个体数量庞大，则这样的协调工作将有一定难度。如果一个城市有 100 万人，在这个非对称协调纳什均衡中，即使在所有人的所有要素都相同的简单情况下，决定谁该接种疫苗也是一个相当困难的问题。[①] 因此，本章余下部分将集中讨论对称纳什均衡：不接种疫苗的纳什均衡和混合策略纳什均衡。

即使参与者数量庞大，分析不接种疫苗的纳什均衡也是比较简单的，因为如果与感染概率、感染成本相比，接种疫苗的成本太大，则没有人会选择去接种疫苗。混合策略纳什均衡分析起来会相对麻烦一些，不过好在这种均衡可以从总体

---

① 有趣的是，在类似这种情况下，个体的多样性有时可以帮助协调。例如，如果某些个体有较高的感染风险，他们自然会选择接种疫苗，而感染风险较低的个体则不会。因此，多样性有时有助于平衡协调和提高社会效率。

层面得到较好的解释。严格来说，本应将混合策略看作是对博弈者可用的各种策略的概率加权。但是，在总体人数较多的情况下，可以将混合策略权重看作是选择不同策略的人所占总体的比例。例如，在疫苗接种博弈中，某个博弈者选择接种疫苗的策略权重为 25%，不接种的策略权重为 75%，并以这种混合策略达到纳什均衡，则可以认为是在总体中有 25% 的人选择接种疫苗，75% 的人选择不接种。此外，在每个人的各类要素都相同的情况下，个体受感染的概率也是相同的，所以 $\pi_i = \pi_j$，对于此时的纳什均衡，个体疫苗接种策略权重为：

$$p_i = 1 - \frac{c_v}{\pi_i c_i} \tag{8.1}$$

显然，此方程具有直观的比较静态（comparative statics）关系：如果疫苗接种成本增加，那么个体选择接种疫苗的概率会降低；如果受感染的概率或感染成本增加，个体接种疫苗的可能性也会增加。

接下来分析一个简单的传染病模型中的纳什均衡。假设我们所关注的这种疫苗以随机匹配的方式符合 SIR 传染病模型，找到纳什均衡点的难点在于计算上述混合策略纳什均衡中的感染风险 π_i。感染风险取决于人群中接种疫苗的人数和模型的其他参数（两者记为 ψ）、接触者的互动结构（记为 Γ）以及其他所有人是否接种疫苗的策略选择（记为向量 p）。因此，应该把感染风险看作 $\pi_i = \pi_i(\Gamma, p)$，向量 p 中选择接种疫苗的人口数量比例 p_i' 也可以解释为人群接种疫苗混合策略权重，这种联系是找到纳什均衡的关键。

有了这种联系，就可以求解混合策略纳什均衡点。这里考虑的是一个简单的情况，只需要一组简单的模拟就可以找到纳什均衡点。首先参照前文的方法，将上述简单的 SIR 模型建立为差分方程系统，并计算当人群中接种疫苗水平 p_i' 为不同值时感染疾病的人口比例（此处 p_i' 同样也可以解释为接种疫苗的人口数量比例）。给定一组参数值，即可根据方程式 8.1 计算个体混合策略疫苗接种概率 p_i 的值。需要注意的是，在纳什均衡下，个体混合策略疫苗接种概率 p_i 必定等于接种疫苗的人数占总体的比例，即 $p_i' = p_i$，由此可以求解不动点：

$$p_i = 1 - \frac{c_v}{\pi_i(\Gamma, \psi, p_i) c_i} \tag{8.2}$$

为模型指定以下参数：$\alpha = 0.1$，$\gamma = 5$，$\kappa = 0.2$，个体总数为 1000 人，疫苗

接种成本归一化为 1.0，即 $c_v = 1.0$。在示例模型中，感染成本 c_i 分为低、中、高三个水平。图 8.7 中展示了该模型在不同疫苗接种水平（即 p_i'）下的 p_i 值（p_i 来自于等式 8.2），如纵轴所示，纳什均衡点发生在 $p_i = p_i'$ 处，换句话说，即为曲线与 45°线相交处。

该方程得出的结果是比较直观的：随着感染成本的增加，接种疫苗的概率（相当于接种疫苗的人口比例）也会增加。例如，如果在低感染成本的情况下达到纳什均衡点时，那么仅有略多于 30% 的人口接种疫苗。

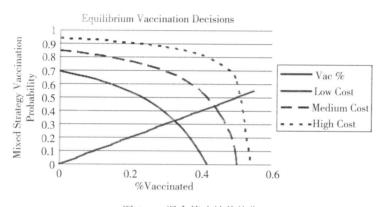

图 8.7　混合策略纳什均衡

这类模型可用来预测人群对疫苗接种政策的反应，例如降低人们接种疫苗的成本（若以金钱计算则通过提供补贴的方式，或通过在工作地点提供疫苗接种服务以降低接种疫苗的时间成本），就可以估计还有多少人将要接种疫苗。我们所用的博弈模型虽然简单，但是希望可以帮助读者理解博弈论模型可以为公共政策的信息获取提供富有成效的潜在道路。

三、同群效应

本节为上文的模型添加一个额外的行为特征，即同群效应（peer effects）。上一模型表明，有些人想搭乘其他人选择接种疫苗的便车（即如果你接种疫苗，我就不想接种疫苗了）。同群效应则能缓和这种自私心理：如果免费搭乘了他人昂贵的便车，我可能会感到内疚或者被朋友及身边的人孤立；或者由于社会压力，我可能会像我的伙伴一样选择接种疫苗。

我们可以在博弈论模型中纳入同群效应：假设当个体 i 与互动伙伴 j 的疫苗决策相匹配时，个体 i 才能获得奖金 τ。ij 双方博弈的损益矩阵为：

		Agent j	
		Vac	No Vac
Agent i	Vac	$-c_v + \tau$	$-c_v$
	No Vac	0	$-\pi_j \alpha c_i + \tau$

设同群效应非负，即 $\tau \geqslant 0$。显然，如果 $\tau = 0$，则博弈结果将与上文雷同。因此，这里讨论的是 τ 严格为正的情况。根据 τ 的大小，博弈中可能会出现新的纳什均衡点。不难发现，如果同群效应 τ 大于接种疫苗的成本 c_v，那么纳什均衡点为博弈双方均选择接种疫苗。当然，博弈双方均选择不接种疫苗也是一种可能的平衡。

依次考虑双方博弈中的纳什均衡的每一种策略组合。首先分析存在唯一纯策略纳什均衡的情况。如前文所述，如果 $\tau \geqslant c_v$，则选择接种疫苗是一个纳什均衡点；此外，若 $-c_v > -\pi_j \alpha c_i + \tau$，或 $c_v + \tau < \pi_j \alpha c_i$，则选择接种疫苗是唯一的纳什均衡点。因此，当接种疫苗的成本足够低时，只要同群效应不大到足以创造第二个纳什均衡点（即博弈双方都选择不接种疫苗），那么同群效应就可以增加人群中的疫苗接种率。

当 $-\pi_j \alpha c_i + \tau \geqslant -c_v$ 且 $\tau < c_v$，或者当 $\tau \geqslant \pi_j \alpha c_i - c_v$ 且 $\tau < c_v$，则会出现下一个唯一纯策略纳什均衡点。此时，每个博弈者选择不接种疫苗是应对对方任何一种策略的最好对策。因此，博弈双方都选择不接种疫苗的策略组合就是另一个纳什均衡点。由此可见，同群效应很强大，但并非大到足以导致唯一的纯策略纳什均衡。这里需要注意两件事：一方面，同群效应可能是有益的，因为它可以创造每个人都选择接种疫苗的平衡，如果没有同群效应，这种平衡是很难达到的；但另一方面，同群效应也可能是有害的，因为它可能会加强每个人都选择不接种疫苗的平衡。因而，只有当同群效应的结果是对社会有益的，才应在决策时鼓励

这种同群效应。

　　具有同群效应的混合策略纳什均衡也有可能出现。同样，用 p_j 表示其他博弈者选择接种疫苗的概率，博弈者 i 的每种策略的期望收益为：

$$E(Vac) = (-c_v + \tau)p_j - c_v(1 - p_j) \text{ 与}$$

$$E(NoVac) = 0p_j + (-\pi_j\alpha c_i + \tau)(1 - p_j)$$

设期望值相等并求解 p_j：

$$p_j = \frac{c_v - \pi_j\alpha c_i + \tau}{2\tau - \pi_j\alpha c_i}. \tag{8.3}$$

　　p_j 是博弈者 j 选择接种疫苗的概率，这个概率使得博弈者 i 接种疫苗与否的结果无差异。另外，回想前文的讨论，当博弈者之间的损益值相同时，可以用相同的等式(博弈者下标反转)定义博弈者 i 接种疫苗的概率，这也使得博弈者 j 的可选策略无区别。如果双方都选择以这个概率参与博弈，那么这就是一个纳什均衡。

　　该方程式还可以用于确定平衡点所在的参数空间区域。为了更好地定义混合策略纳什均衡，必须满足 $p_j \in [0, 1]$ 的条件，否则 p_j 就不是一个合适的概率。接下来考虑两种可能出现混合策略纳什均衡的情况。

　　首先，假设分子是正的，即 $c_v + \tau - \pi_j\alpha c_i > 0$，也就是 $\tau - \pi_j\alpha c_i > -c_v$，这表示不接种疫苗的策略是应对其他博弈者不接种疫苗的最佳对策。此外，如果 $\tau > c_v$，那么接种疫苗的策略是应对其他博弈者接种疫苗的最佳对策。并且，因为分母大于分子，所以 $p_j \in (0, 1)$。这是存在两个纯策略纳什均衡点(接种、接种和不接种、不接种)的协调博弈的情况，上述方程给出了纳什均衡中的混合策略方案。

　　其次，假设 $c_v + \tau - \pi_j\alpha c_i < 0$，也就是 $\tau - \pi_j\alpha c_i < -c_v$，这意味着选择接种疫苗是应对其他博弈者不接种疫苗的最佳对策。此外，如果 $\tau < c_v$，则不接种疫苗是对其他博弈者接种疫苗的最佳对策。因此，不存在纯策略纳什均衡，想要达到纳什均衡就得采取混合策略。此外，这种情况下，混合策略方程的分子和分母都是负值，因此比值为正；并且因为 $c_v + \tau > 2\tau$，所以此比值小于1。综上，再次求得 $p_j \in (0, 1)$。

　　在一个简单的博弈论模型中引入同群效应将产生有趣的结果。通过上文的分析不难发现，从创建一个人人都选择接种疫苗的可持续均衡到加强一个所有人都选择不接种疫苗的均衡，以及在纳什均衡中混合策略占主导地位的情况等多个方面，同群效应均发挥了一定程度的作用。

第九章 总 结

本人写作这本书的目的旨在为各位读者提供三个方面的基础知识：对流行病学的基本认识、对互动网络的了解、以及对有助于指导决策的经济学方法的了解。这三个方面的知识是应对传染病传播的关键。我尽可能提在书中对模型和讨论予以简洁明了的介绍，以便读者在进一步学习前能对这些基本概念有所了解。可想而知，对流行病的研究越深入，研究主题也就越复杂，这种复杂性在某种程度上来自于各类子主题的组合，这些子主题交织在一起，构成了我们的研究主题。流行病的传播既取决于生物学功能，也取决于每个社会个体的决定。因此流行病学是自然科学和社会科学的交叉学科。为了更好地理解流行病的传播机制，人们需要对每一类传播都有一定的了解。在本书中，笔者试图从经济学家的视角对流行病作出基本解释。

展望流行病学研究的未来，计算机技术将具有广阔的应用前景。当人们开始深入研究流行病学模型中的互动网络时，如果没有现代计算机技术的帮助，就几乎无法理清传染病的传播机制。传染病的传播存在于社会网络的数百万或数十亿人群之中（取决于你所感兴趣的人群），在这种情况下，不使用数字模型就无法进行分析预测。总之，流行病学研究将会越来越融入先进的计算机技术。

参考文献

Epstein JM（2009）. Modelling to contain pandemics. Nature 460：687（6 August 2009）.

　　致谢：感谢我在武汉大学所指导的几位硕士研究生作为成员参与了翻译工作，其中洪思思协助翻译了前言部分及第三部分的第六章，谭雅文参与翻译了第一部分的第一、二、三章，闫登辉参与翻译了第二部分的第四、五章，宋晨曦参与翻译了第四部分的第七、八、九章，感谢郑翁榆等参与了最终的校对工作。